青春文庫

足首ほぐし２分ダイエット

南 雅子

青春出版社

美人づくりを追求してたどり着いたのは、「足首」だった！……はじめに

私は美容家として40年近く、延べ12万人以上のお客様のヘア・フェイス・ボディを施術してきました。

振り返ってみると、たくさんの印象的な出来事がありました。そのなかでも、とくに忘れられないお客様がいらっしゃいます。

そのお客様は、顔はとても美しいのに「今までに恋人がひとりもできたことがない」とおっしゃるのです。なぜ恋人ができないのか、原因がわかりません。

そこで、男性スタッフに、「顔は美人で、とてもオシャレなのに、恋人ができない理由はなんだと思う?」と訊ねました。

そうしたら、答えはなんと、

「足首が太いんじゃない？」だったんです。

「足首!?」

美人づくりが大好きな私にとって、驚くべき答えでした。足首が原因だったなんて……。

女性が「あの人、キレイだな」と思うとき「足首」は目に入っていないことが多いものですよね？

ところが、女性が意識しているパーツと、男性が見ているパーツは、まったく違うということに、そのときはじめて気づいたのです。

この出来事以来、私の美容活動は、ヘアや肌といった外側だけでなく、骨・筋肉・神経・血液・リンパ・ホルモンといった、からだの内側を整えて美しくさせることに変化していきました。

そして、整体・カイロプラクティック・オステオパシーなどを組み合わせた施術に専念するようになったのです。

こうして、たどり着いた結論は、やっぱり「足首」。

下半身の末端である「足首」をしなやかに整えることで、全身がスリムになるのはもちろん、顔まで小さくなることがわかりました。恋人ができなくて悩んでいたあのお客様も、その後、足首がみるみる細くなって、素敵な男性と結婚できました。

ところで、バレリーナはなぜ脚が長くて、小顔なのでしょうか。これも、つま先立ちができるほど柔軟で強く美しい足首にあると思っています。足首がやわらかくて細ければ、脚が長くなり、顔も小さくなるのです。

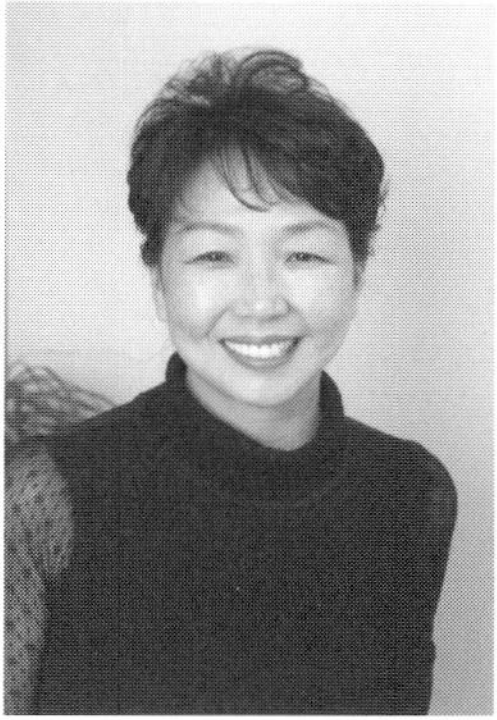

逆に、足首が硬くて太いと、脚が短くなり、顔は大きくなります。なぜなら、足首が硬いと脚全体が歪んできて、やがて頭部の骨格にまで悪影響を及ぼすからです。

さらに、足首が硬いと太りやすくなります。実際に太っているお客様に施術をすると、足首にまで硬いセルライト（脂肪球）ができていることが多いのです。

今回ご紹介する「足首ほぐし」は、たった1回で足首が1cm細くなります。そして、続けるうちに足首がやわらかくなり、全身にどんどんうれしい変化が起こるエクササイズです。3カ月で足首が3cm細くなった方、太ももが9cm、ウエストが11cm細くなった方もいます。

みなさんもぜひ「足首ほぐし」で、完璧なボディを手に入れてください！

南　雅子

足首ほぐし2分ダイエット☆もくじ

Chapter 1

脚ヤセ、ウエストくびれ、小顔…
足首ほぐしのすごい効果

Chapter 2

とってもカンタン！ 1日2分の奇跡をぜひ！
足首ほぐしダイエット【基本編】

Chapter 3

メリハリボディ、ツヤ肌、フェロモン…
足首ほぐしが美人をつくる秘密

Chapter 4

O脚・X脚…脚の歪みにすぐに効く！
足首ほぐし〔レベルアップ編〕

Chapter 5

やさしくさするだけで、血流・代謝がUP！
足首ほぐしヒーリングマッサージ

Chapter 6

いつでも、どこでも、すぐできる！「足首美人」になる毎日の習慣

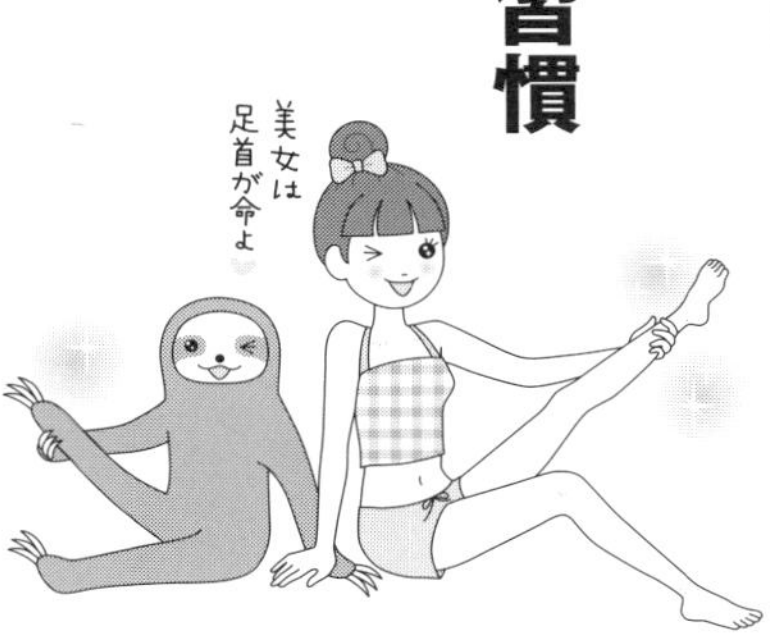

Chapter 7

「足首ほぐし」を体験したみなさんから うれしいコメントをいただきました！

カバー・本文イラスト★ひぐちともみ
編集協力★オフィス彩蔵
本文デザイン・DTP★ハッシィ

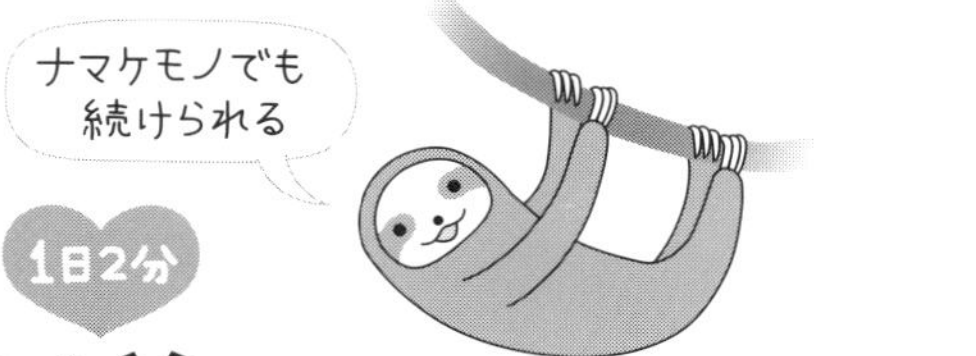

1日2分

足首ほぐしダイエット

たった1回で足首1cm減、
太もも9cm減！
ウエスト11cm減！…続々!!

〝足首美人〟は太らない

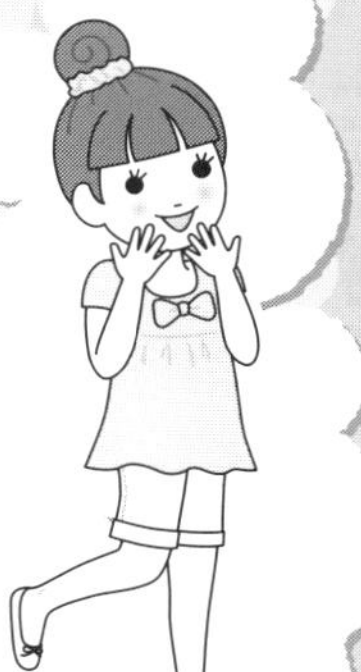

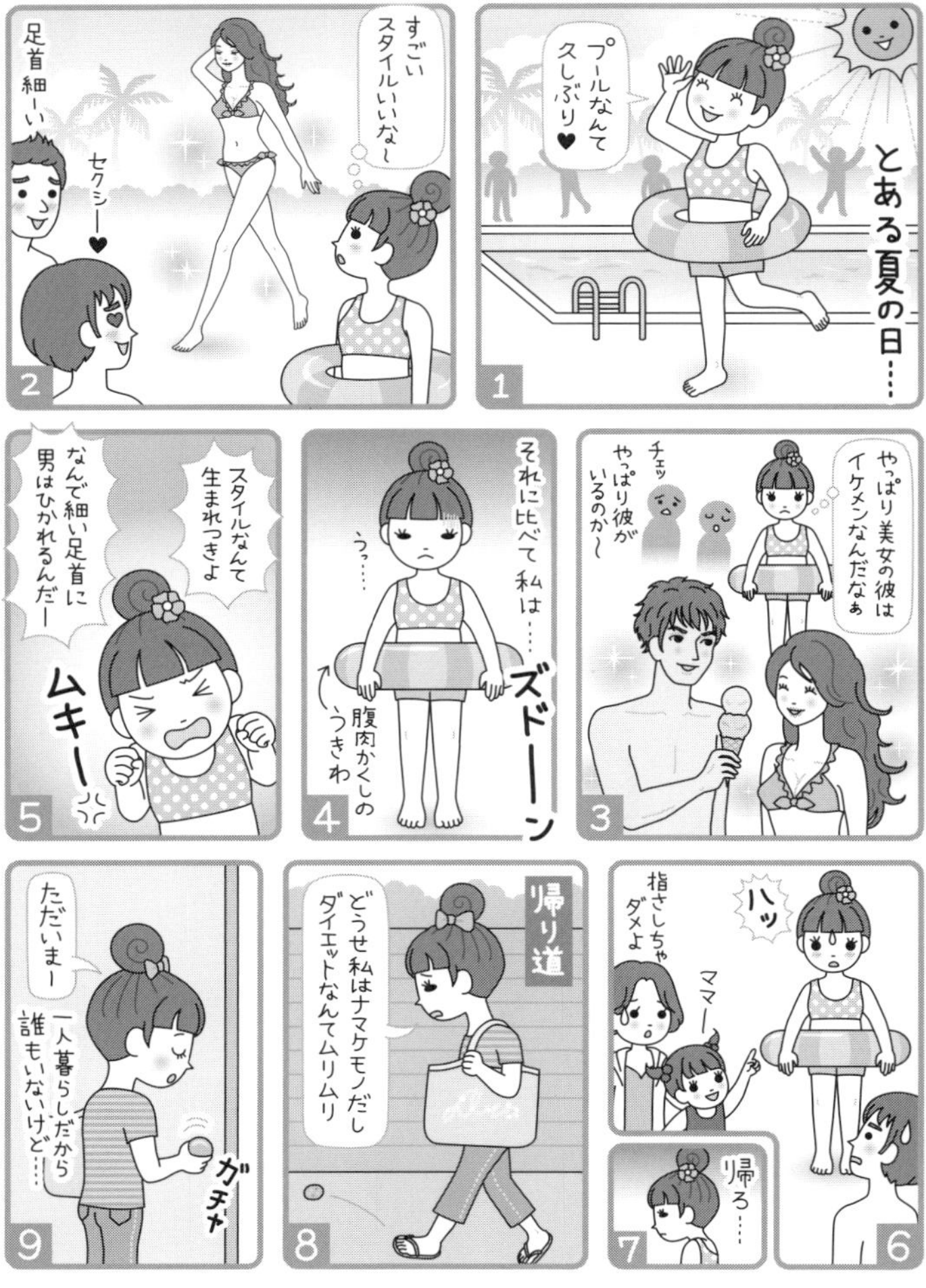
とある夏の日……
プールなんて久しぶり♥
すごいスタイルいいな〜
足首細ーい
セクシー♥
やっぱり美女の彼はイケメンなんだなぁ
チェッ
やっぱり彼がいるのか〜
それに比べて私は……
ズドーーン
うっ……
腹肉かくしのうきわ
スタイルなんて生まれつきよ
なんで細い足首に男はひかれるんだー
ムキー
ハッ
指さしちゃダメよ
ママー
帰ろ……
帰り道
どうせ私はナマケモノだしダイエットなんてムリムリ
ただいまー
ガチャ
一人暮らしだから誰もいないけど……

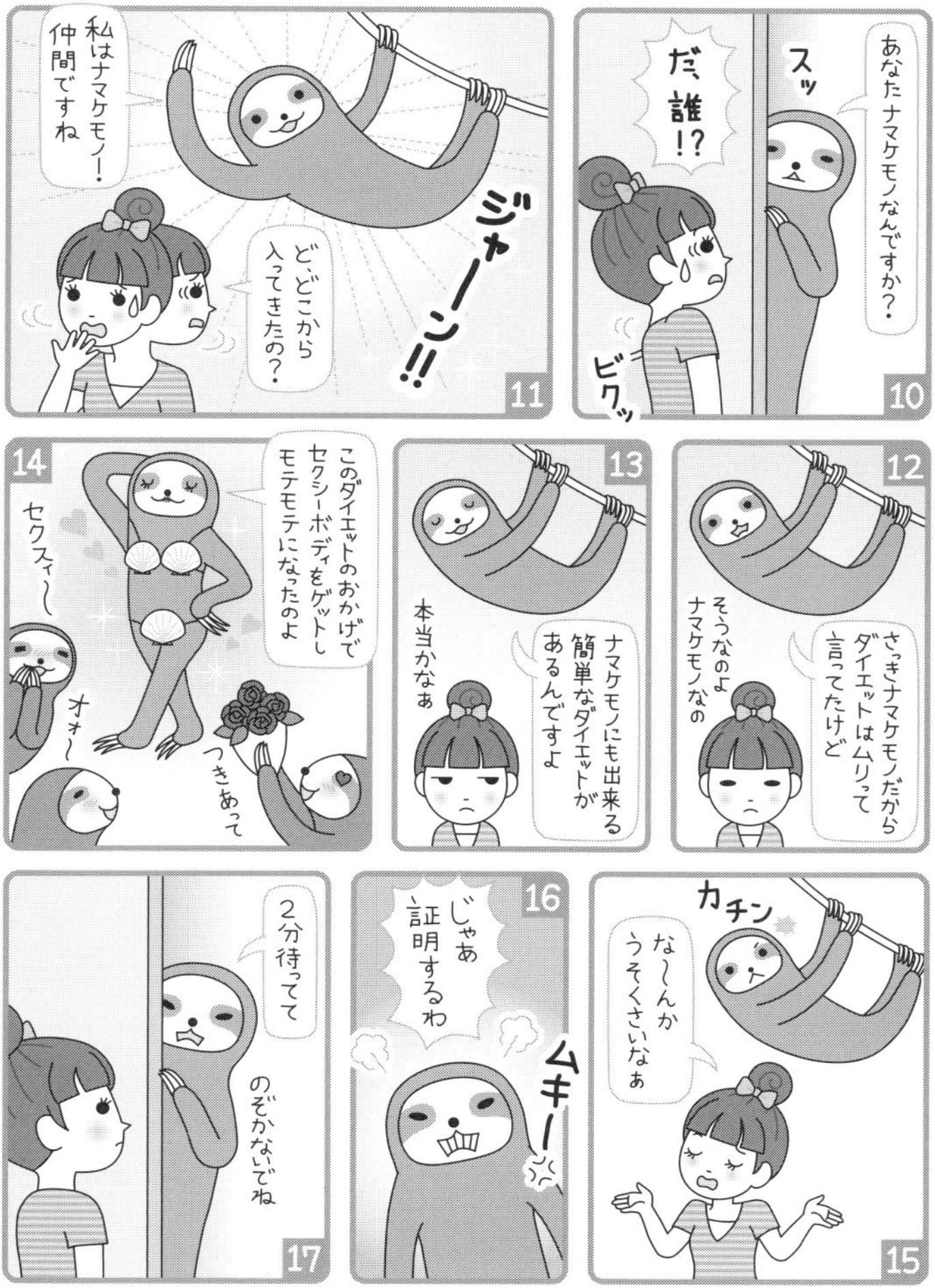

10
あなたナマケモノなんですか？
スッ
だ、誰!?
ビクッ
11
ジャーーン!!
私はナマケモノ！
仲間ですね
ど、どこから入ってきたの？
12
さっきナマケモノだからダイエットはムリって言ってたけど
そうなのよ ナマケモノなの
13
ナマケモノにも出来る簡単なダイエットがあるんですよ
本当かなぁ
14
このダイエットのおかげでセクシーボディをゲットしモテモテになったのよ
セクスィ〜
オォ〜
つきあって
15
カチン
な〜んかうそくさいなぁ
16
じゃあ証明するわ
ムキー
17
2分待ってて
のぞかないでね

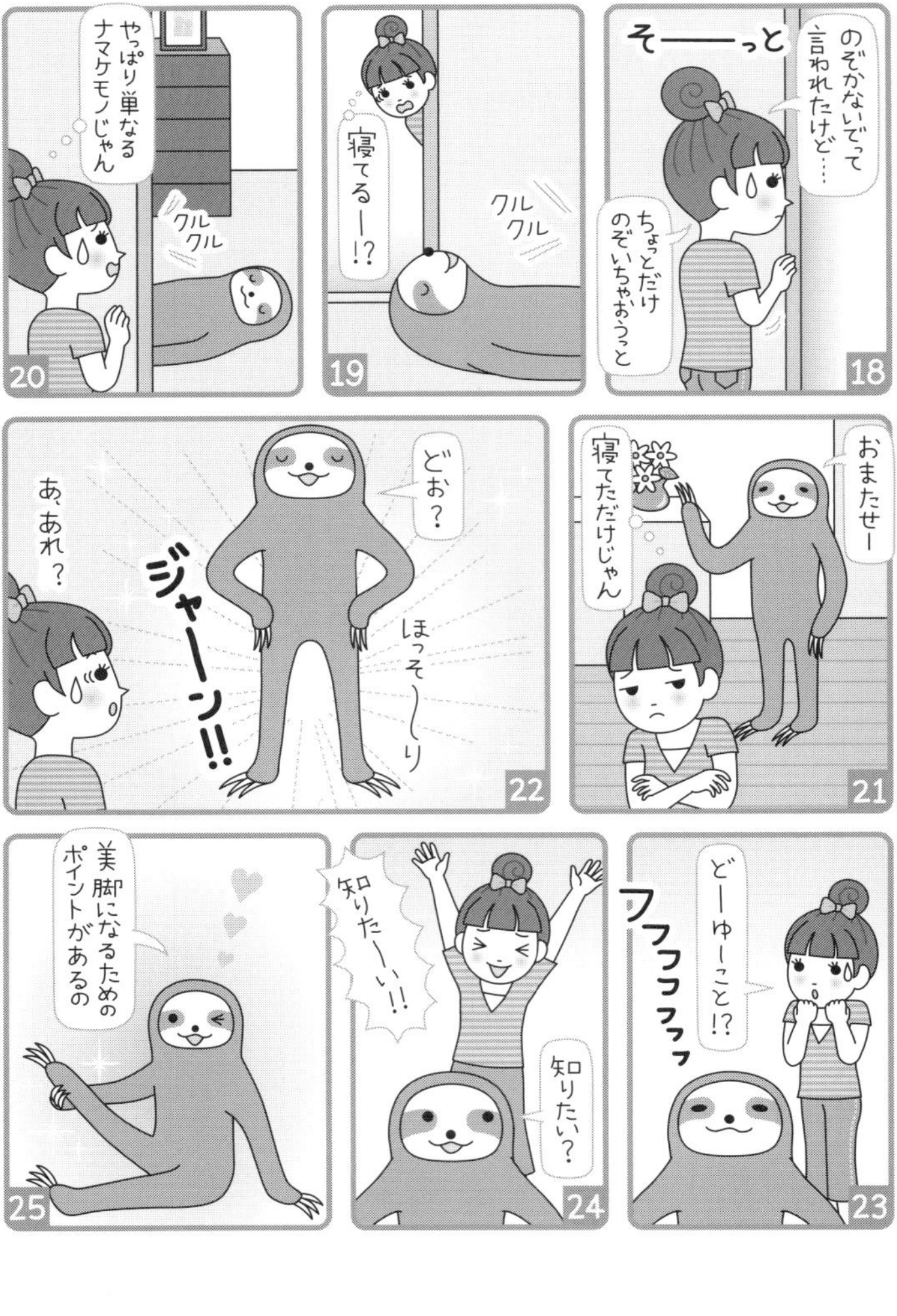

そーーっと
のぞかないでって言われたけど……
ちょっとだけのぞいちゃおうっと
18
寝てるーー!?
クルクル
19
やっぱり単なるナマケモノじゃん
クルクル
20
おまたせー
寝てただけじゃん
21
どお?
ジャーン!!
ほっそ～～り
あ、あれ?
22
フフフフフフフ
どーゆーこと!?
23
知りたい?
知りたーーい!!
24
美脚になるためのポイントがあるの
25

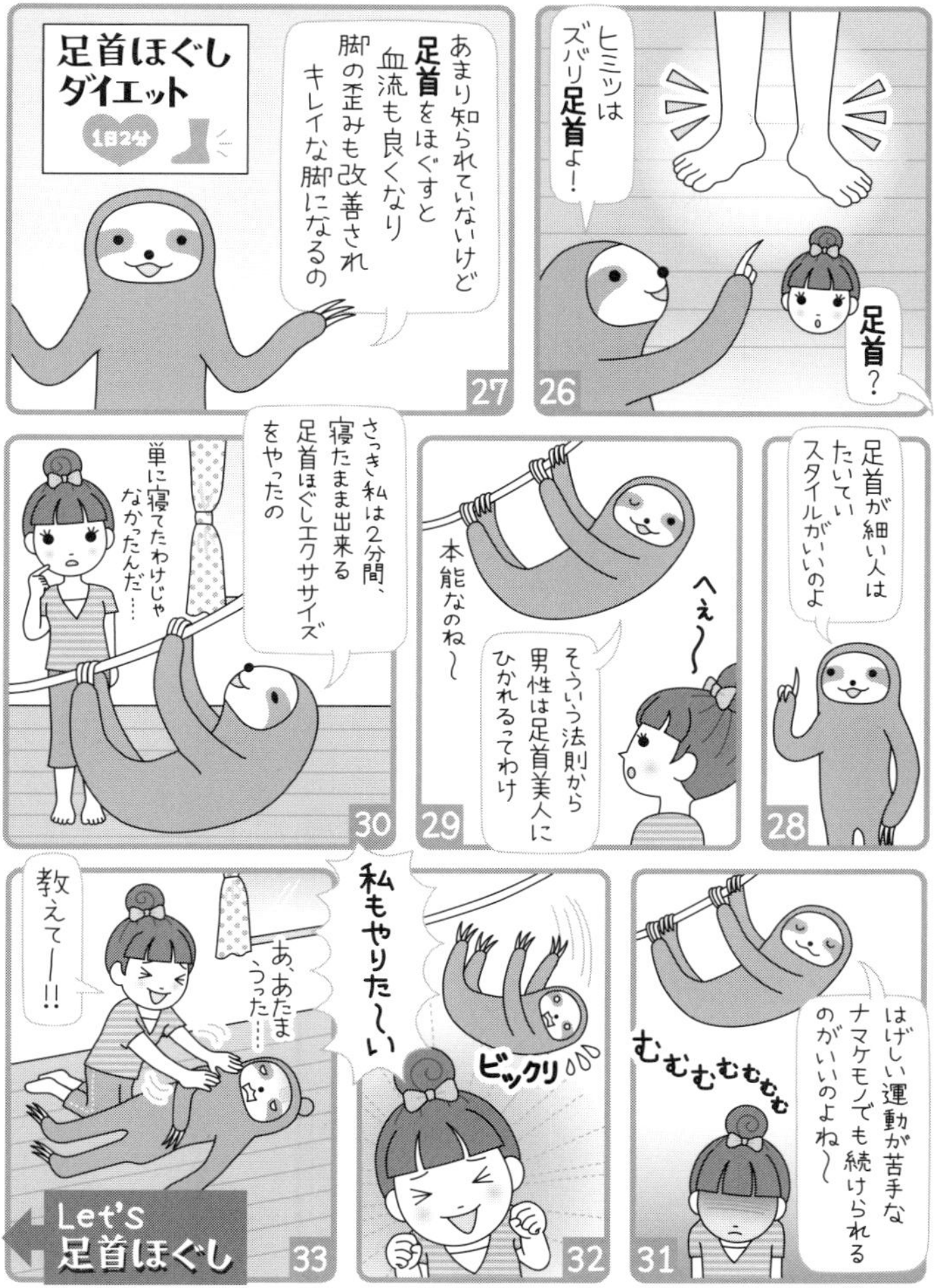
ヒミツはズバリ足首よ!
足首?
26
足首ほぐしダイエット
1日2分
あまり知られていないけど足首をほぐすと血流も良くなり脚の歪みも改善されキレイな脚になるの
27
足首が細い人はたいていスタイルがいいのよ
28
へぇ〜
そういう法則から男性は足首美人にひかれるってわけ
本能なのね〜
29
さっき私は2分間、寝たまま出来る足首ほぐしエクササイズをやったの
単に寝てたわけじゃなかったんだ…
30
はげしい運動が苦手なナマケモノでも続けられるのがいいのよね〜
むむむむむむ
31
私もやりた〜い
ビックリ
32
教えて〜!!
あ、あたまうった…
Let's 足首ほぐし
33

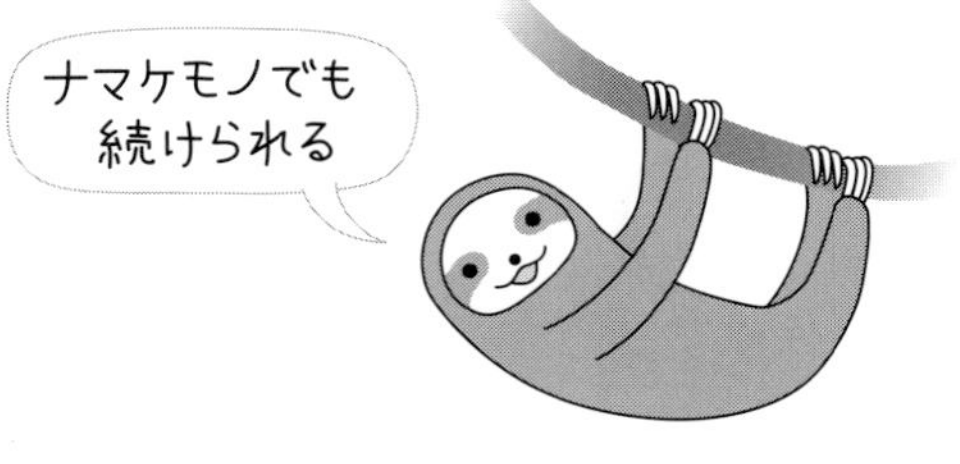
ナマケモノでも
続けられる

Chapter 1

足首ほぐしのすごい効果

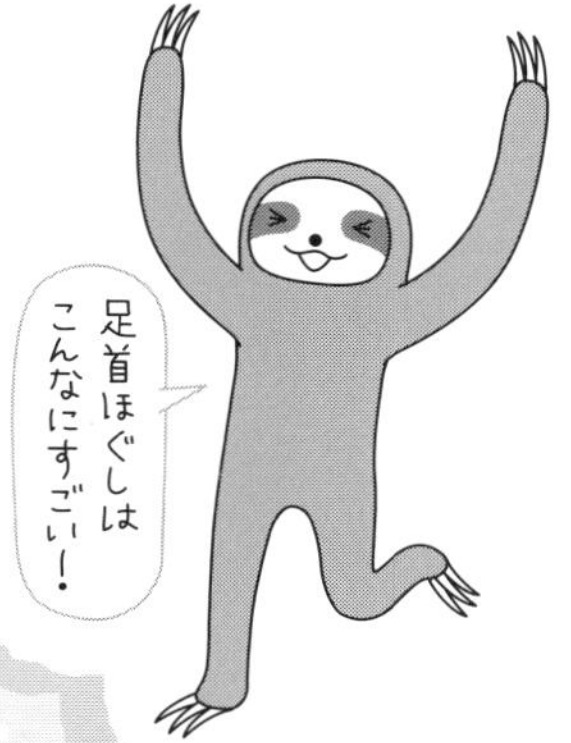

脚ヤセ、ウエストくびれ、小顔…

初公開！　究極の「脚ヤセ」エクササイズ！

「足首ほぐし」であなたはどんどんキレイになる！

みなさんは、ふだん、足首を意識したことがありますか？

「足首なんて気にしないなぁ」という人が、ほとんどだと思います。

でも、それではもったいない！

だって足首には、ヤセる秘密とキレイになれるヒントが、たくさん隠されているからです！

さて、「はじめに」の話の続きです。

男性はなぜ足首を見るのか。それは、足首を見れば、本能的に女性の体型がわかってしまうから。

実際、足首が柔軟で細い人は、骨盤もキュッと締まっていてウエストも細い。なのにバストはしっかりあるんです。

逆に足首が太い人、カチコチに硬い人は、体型がバランス悪く崩れて太っていたり、ヤセていてもメリハリボディじゃなかったり……。

「足首ほぐし」は、1日わずか2分。たったそれだけで、脚からスラリとヤセていき、ウエストもくびれ、さらにバストもアップ。小顔にもなれちゃいます。

しかも、魅力的な女性にもなれる、すごいエクササイズなんです。

私が美容家として何十年もかけて編み出した秘密の方法を今、大公開します！

からだの歪みは、末端、つまり足首からほぐすのが正解です

私が経営する整体エステ「GAIA」には、さまざまな悩みのお客様が、いらっしゃいます。なかでも、とくに多いのが脚の悩み。「O脚やX脚、XO脚をなんとかしたい」という方がいっぱいいます。

太り過ぎに悩んでいる方も、ご自身は気づいていませんが、たいてい脚が歪んでいます。脚の歪みが原因でからだ全体が歪み、そして太ってしまうんです。

こういうお客様には、まず足首からアプローチするのがGAIA式。からだの歪みは、末端からほぐしてあげるのがいいのです。

下半身の末端である足首をやわらかくほぐすことで、O脚やX脚、XO脚などの脚の歪みが解消されて、脚がまっすぐ長くなります。そして、からだ全体もすっきりと整ってしまうのです。

O脚、X脚…の歪みがとれて「脚長」に!

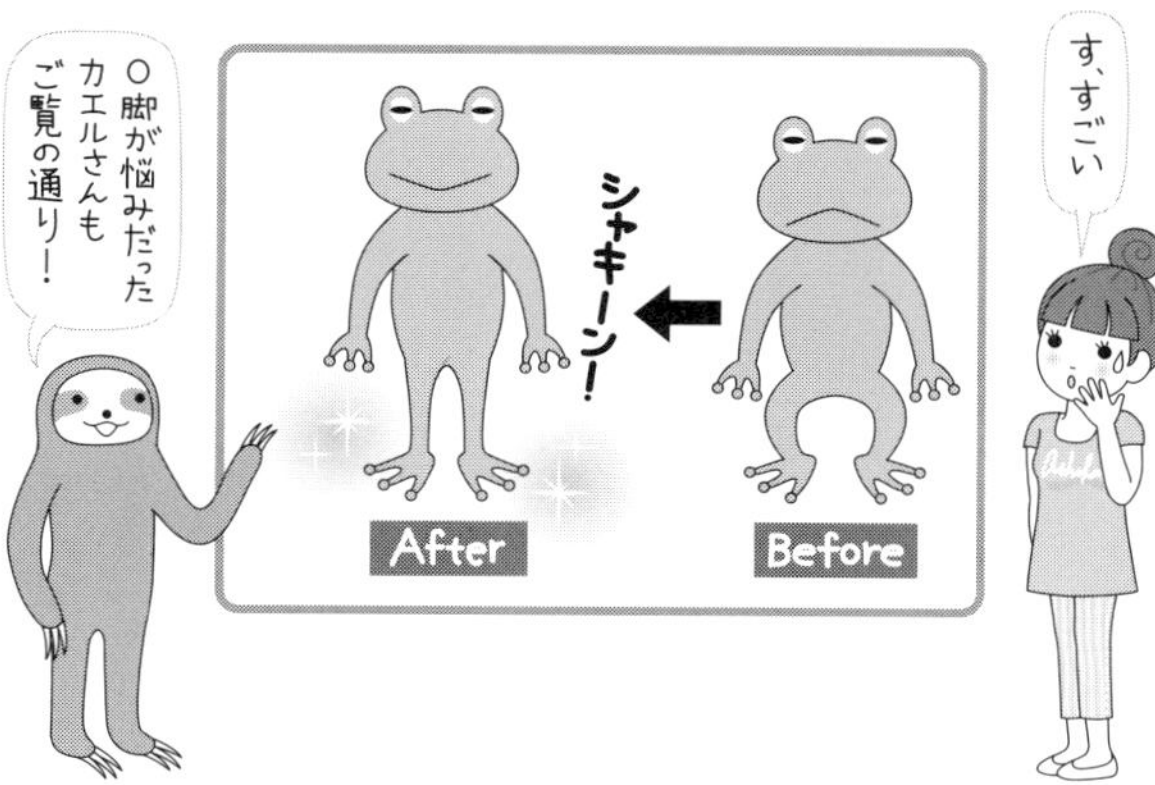
O脚が悩みだった
カエルさんも
ご覧の通り!
シャキーン!
After
Before
す、すごい

足首3㎝減、太もも9㎝減！結果が続々出ています

「足首ほぐし」で足首をやわらかくさせると、脚の歪みが改善するだけでなく、グングン脚が細くなってきます。

なぜ？　という詳しい理由は67ページでご説明しますが、しなやかに伸びる筋肉（私は縦筋と呼んでいます）が発達して体液の循環がよくなるからです。リンパや血液の流れが改善されるので、脂肪やセルライトもなくなり、足首が細くなるのはもちろん、ふくらはぎや太ももも細くなっていきます。3カ月で足首マイナス3㎝、ふくらはぎマイナス2㎝、太ももマイナス9㎝も細くなるのです！

逆に、足首が硬いと、どんなにダイエットしても、なかなかヤセることはできません。無理にヤセても、すぐにリバウンドしてしまうんですよ。

足首→ふくらはぎ→太もも…どんどん「脚ヤセ」

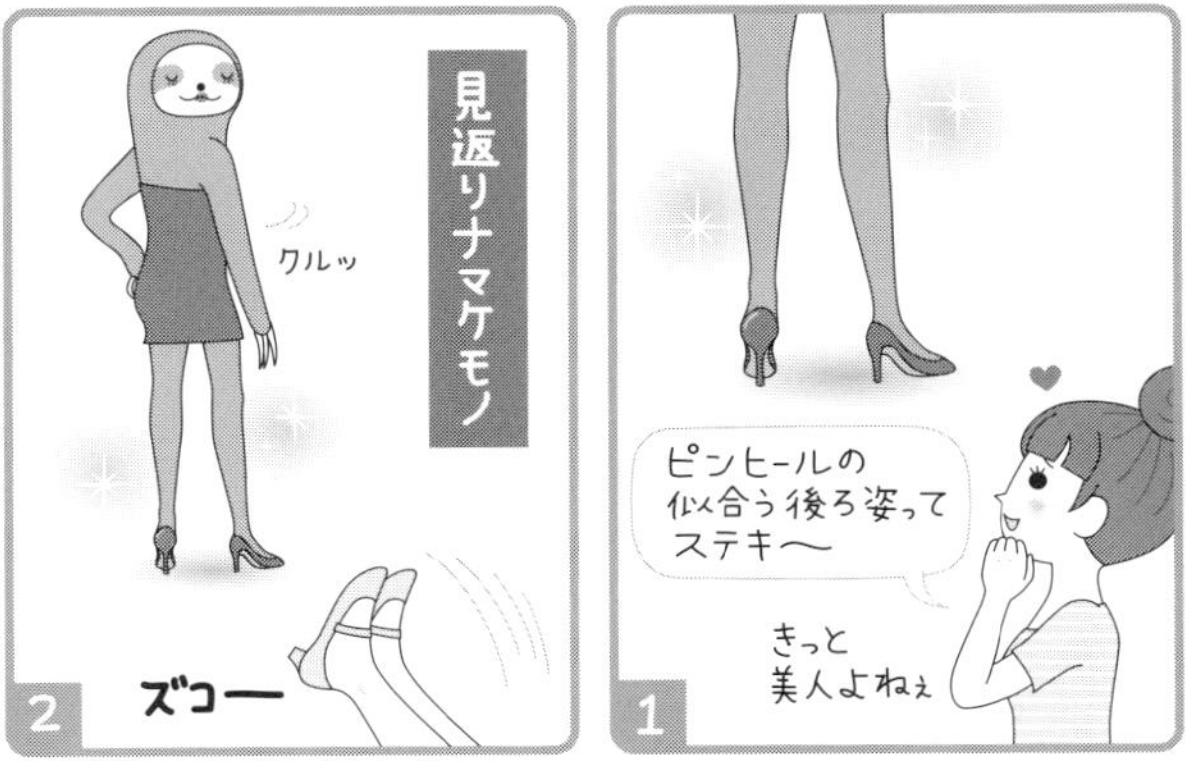

ウエストの太さは、実は下半身の歪みと関係があるのです

どんなに筋トレをしても、お腹が引っ込まない、ウエストにくびれができない、という人は多いと思います。

ポッコリお腹とずん胴ウエストは、じつは、下半身の歪みからきているのです。下半身が歪んでいると、上半身の重みを両脚でうまく支えられなくなります。内臓も下がってきて、お腹が出てきてしまいます。それに、下半身が歪んでいると背骨も歪んで肋骨《ろっこつ》にも悪影響を与えるので、ウエストが太くなるのです。

「足首ほぐし」で足首が整い歪みがとれると、ひざ下→股関節→骨盤とどんどん整い、上半身のバランスまでよくなります。自然にお腹が引っ込み、ウエストにもくびれができます。３カ月でウエストが約10㎝も細くなれるのです！

ウエストが10cmくびれる！

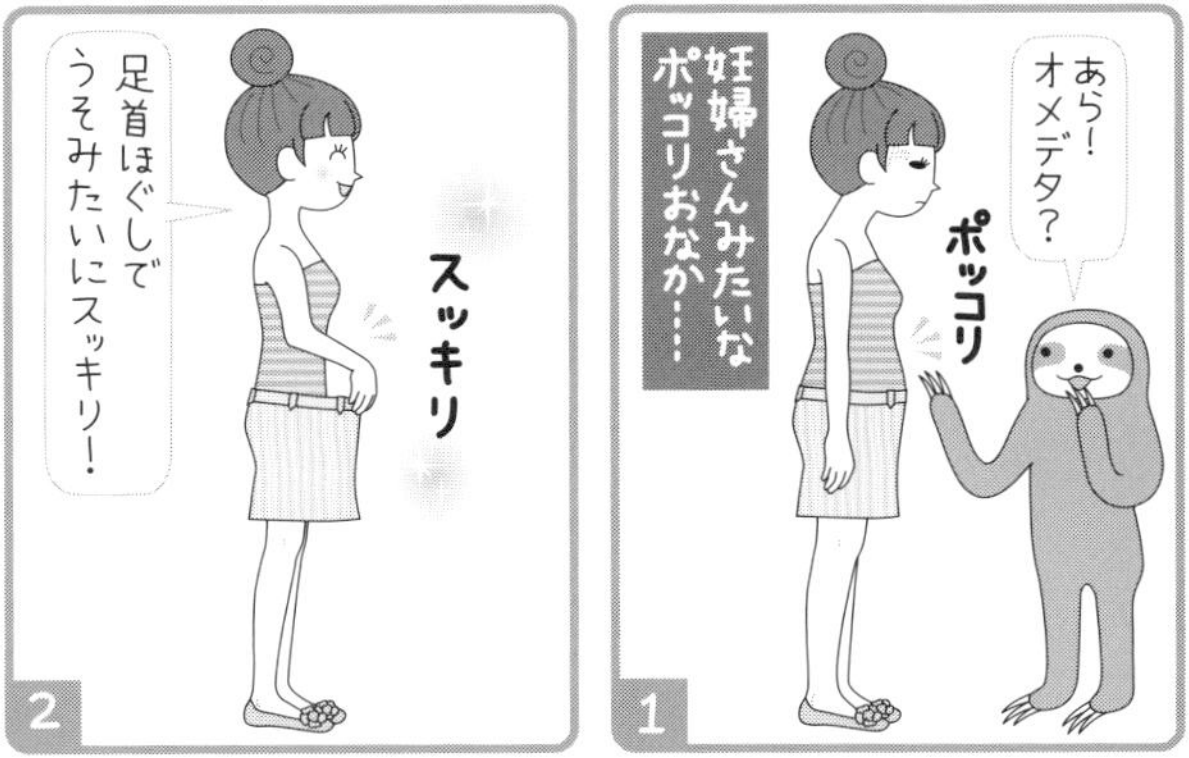
1
あら！オメデタ？
妊婦さんみたいなポッコリおなか……
ポッコリ
2
スッキリ
足首ほぐしでうそみたいにスッキリ！

長年の経験から発見！足首をほぐすと「小顔」になる！

モデルやタレントさんのような小顔に憧れる人は多いと思います。でも、どんなにいろいろな方法を試しても、顔ってなかなか小さくなりませんよね？

でも「足首ほぐし」を続ければ、首が細くなってきて、顔まで小さくなっていきます。詳しくは103ページでご紹介しますが、顔の大きさも、じつは「足首」に左右されているのです。

足首がやわらかくなれば、縦筋がよく働くようになるので、からだが上にスラッと伸びます。すると自然と首も細く長くなります。その上の頭部の形まで変わってきて、顔も小さく卵型になるのです。

私は長年の施術経験を通して、足首をほぐすことを続ければ、顔も小さくなることを発見したのです！

「小顔」は足首でつくられる！

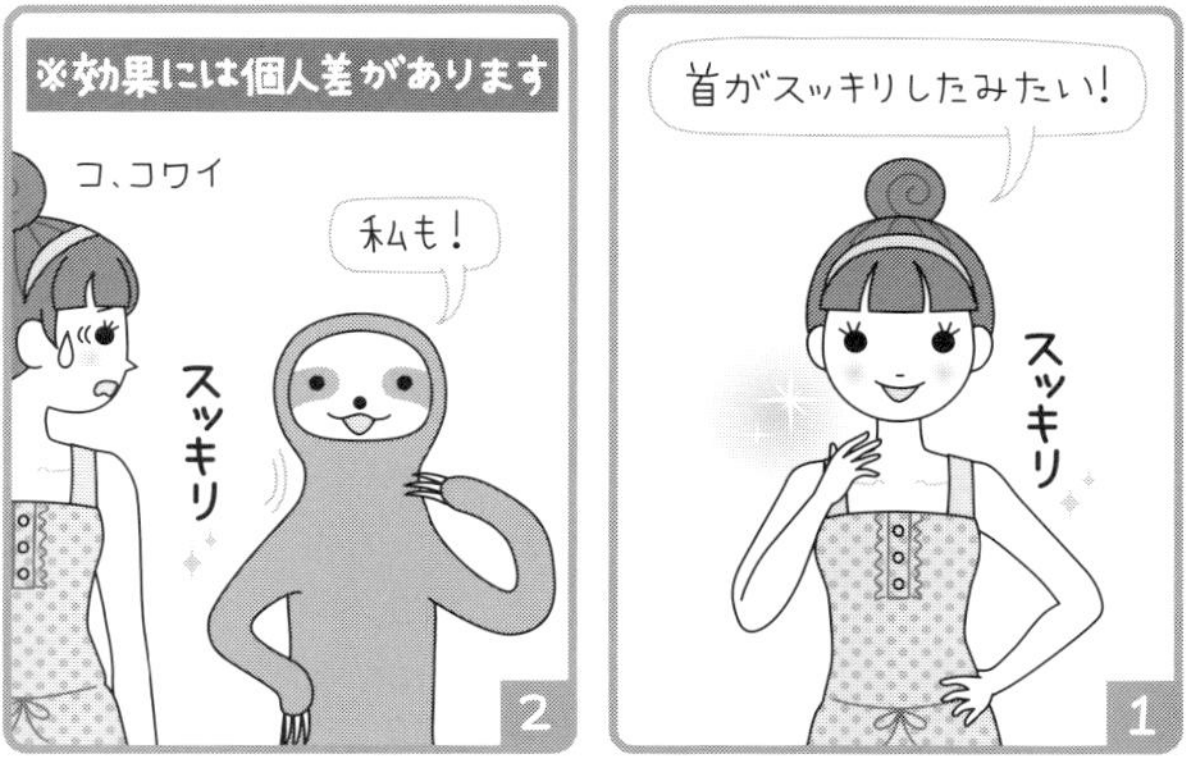
首がスッキリしたみたい！
スッキリ
1
※効果には個人差があります
コ、コワイ
私も！
スッキリ
2

足首を動かすだけで、血行がどんどんよくなります

姿勢が悪かったり、からだにムダな力が入っていたり、血行が悪かったり……肩コリや首コリには、さまざまな原因がありますが、これにも、足首が大きく関係しているんです。

足首が硬いと両脚が歪んできて、上半身の重みを下半身でバランスよく支えることができません。こうなると、肩や背中に余分な力が入ってしまいます。だから、肩コリ・首コリになるのです。

でも「足首ほぐし」をすれば、下半身の歪みも改善。上半身を両脚でしっかり支えられます。肩や背中から余分な力が抜けて、血流もよくなります。背骨や首もまっすぐ伸びて、無理な力も必要ないんです。筋肉の緊張がとれるから、肩や首のコリが軽くなってくるのです。

肩コリ・首コリとも サヨウナラ！

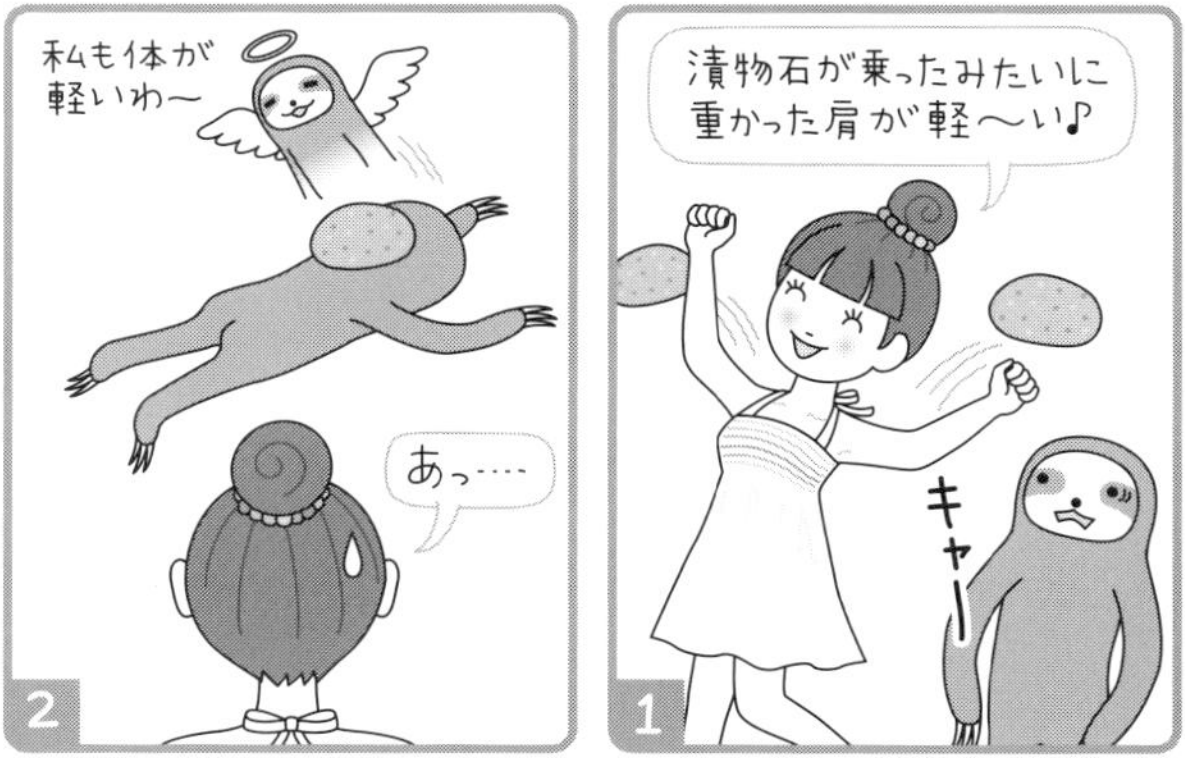
1
漬物石が乗ったみたいに重かった肩が軽〜い♪
キャー
2
私も体が軽いわ〜
あっ……

女性ホルモンでバストアップ デトックス効果で色白美肌

「足首ほぐし」を行うと、下半身からからだの歪みが改善されていきます。また〝第2の心臓〟ともいわれる、足の裏がよく動くようになって、血液やリンパの循環がよくなってくるのです。

歪みがなくなって、循環がよくなれば、女性ホルモンも活発に働き、バストもぐんぐんアップ！

さらに、肺活量も増えるので、新鮮な酸素をいっぱい取り込めるようになります。すると肝臓や腎臓などの調子も改善されて、不要な老廃物を排出できるからだになります。つまり、デトックスができて、肌の調子がよくなるんです。

そう、「足首ほぐし」をすれば、関節がやわらかくなって、優雅で色気のあるセクシーな女性になれるんです！

足首美人は
セクシー美人！

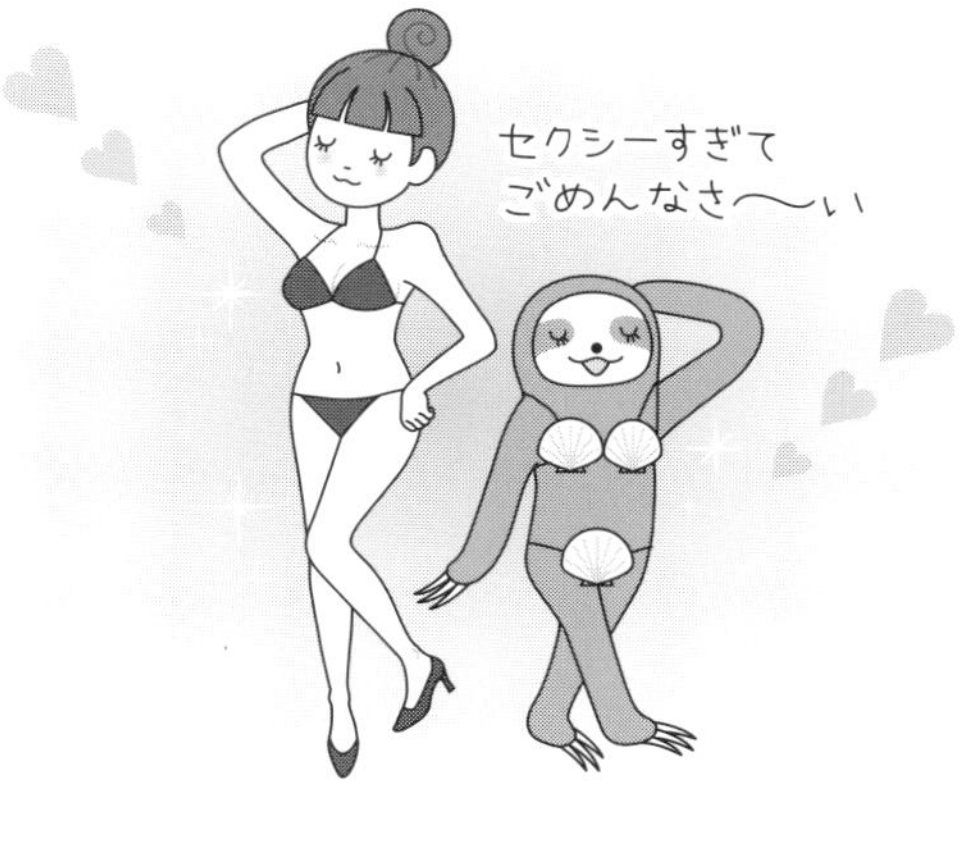
セクシーすぎて
ごめんなさ〜い

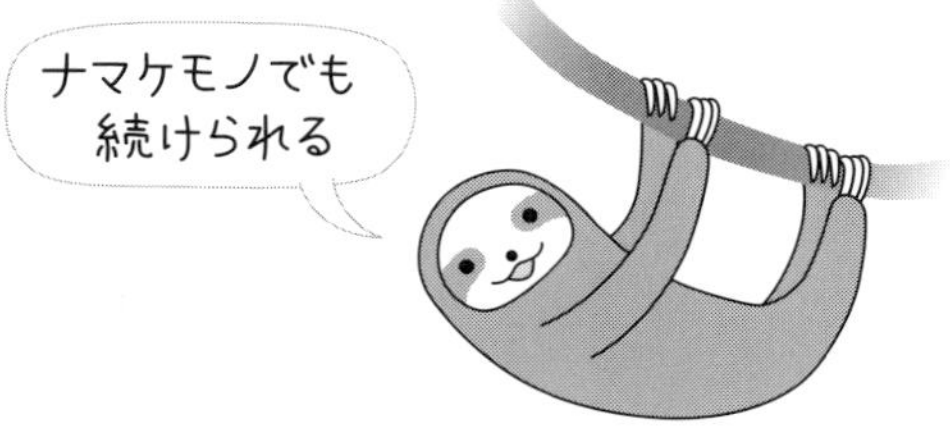
ナマケモノでも
続けられる

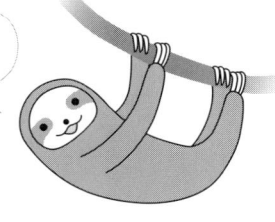

Chapter 2

とってもカンタン！
1日2分の奇跡をぜひ！
足首ほぐしダイエット
【基本編】

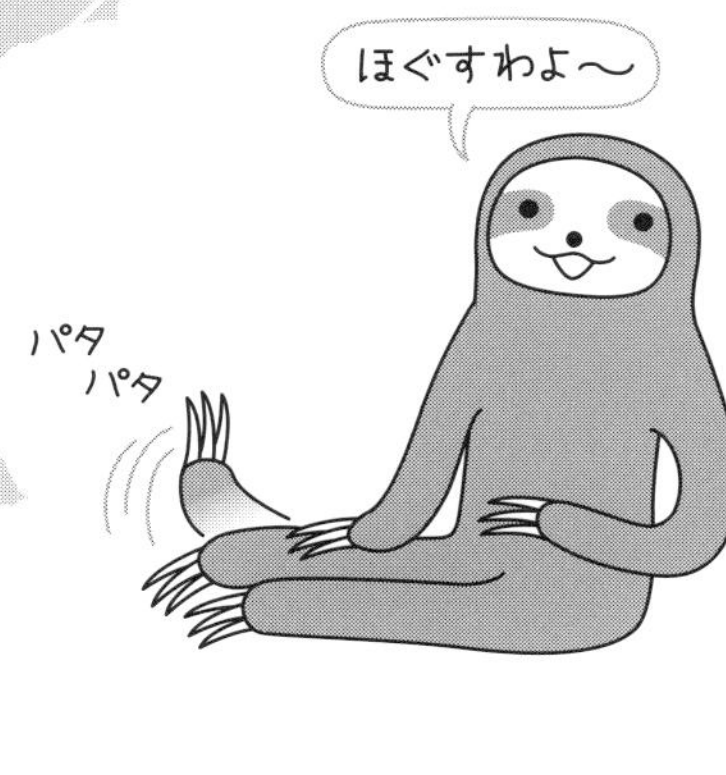

あなたの足首を診断します

あなたの足首はどんな状態ですか？　え？　自分ではやわらかいか硬いか、よくわからない？

では、ここであなたの足首の状態をチェックしてみましょう。はだしになって次の1から3の項目をチェックしてみてください。

ひとつでも当てはまったら、あなたの足首はすでに硬くなっている可能性大。

でも、安心してください！「足首ほぐし」を続けていれば、理想的な〝やわらか足首〟になれますよ。

では、さっそく足首チェックをはじめましょう！

1 体調・習慣チェック

- □「靴ズレ」になることが何度もある
- □足の指のうち、どれか１本でも「巻き爪」になっている
- □両足、または左右どちらかの足が、「外反母趾《がいはんぼし》」になっている
- □夏場でも足先が冷たくなるほどの「冷え性」である
- □足に「魚の目」ができることが、何度もある
- □足の裏の親指の下あたりに、「タコ」がある
- □ひざ下がむくんでいる
- □ひざ下の血管が部分的に紫色になる
- □かかとがカサカサになっている

2 座ってチェック

基本姿勢ができたら、足首がどうなっているか確認してみましょう。足の裏が壁についているかどうか、つま先がまっすぐかどうかが、足首の硬さを知る目安になります。

基本姿勢

脚を伸ばして座る。両足の裏を壁にぴったりとつけて、足の間を腰幅程度に開く。

背すじを伸ばすために、まず左手を左脚の付け根あたりに差し込んで、お尻の左側を引き上げる。次に、右側も同様に、右手でお尻の右側を引き上げる。こうすると、背すじが伸びやすい状態に。これで“座ってチェック”の準備は完了。

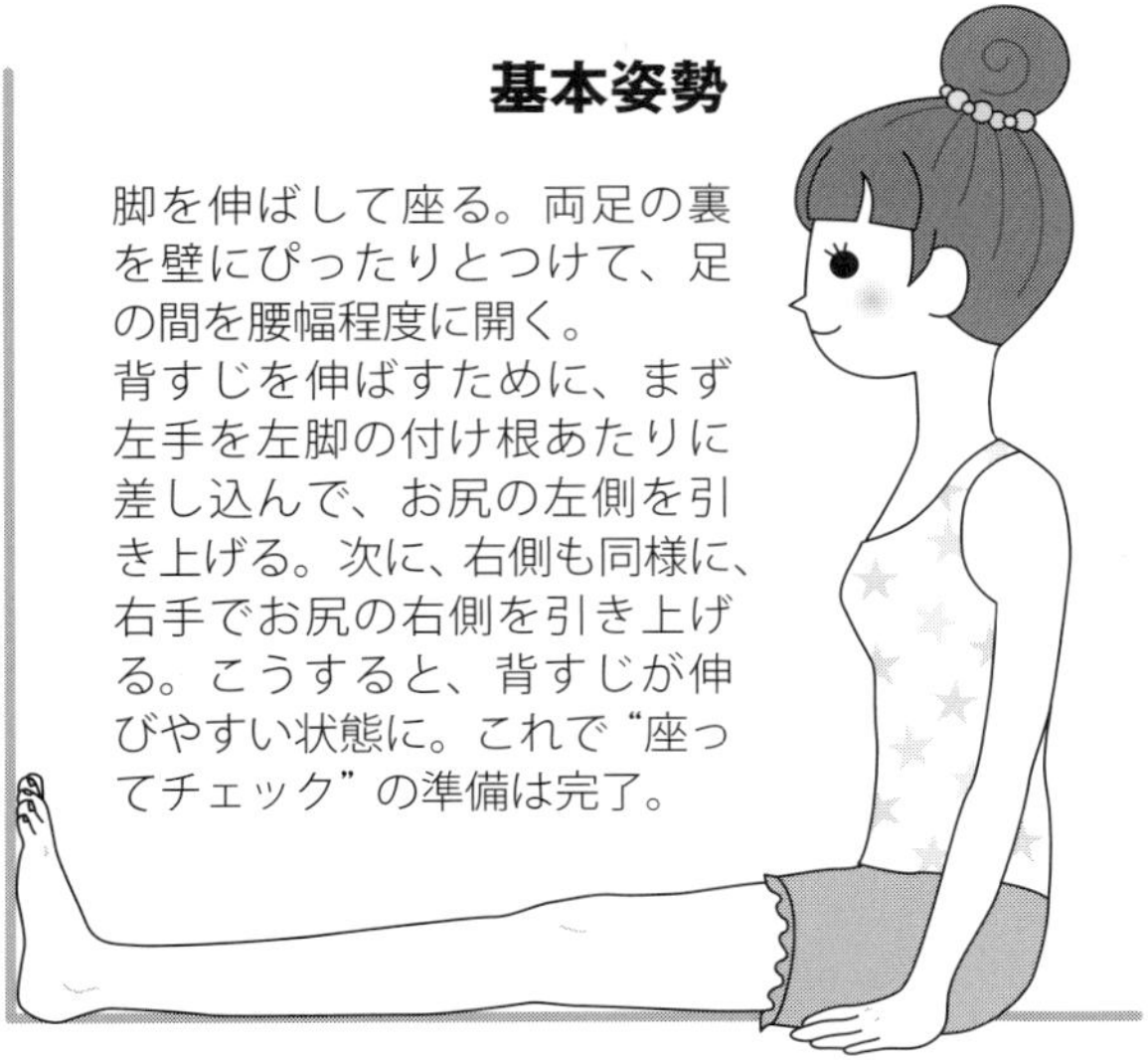

☆横からチェック

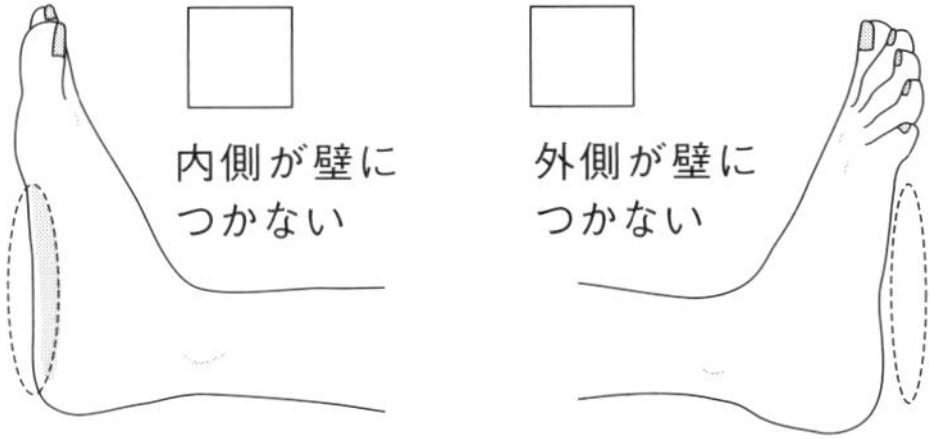

□
内側が壁に
つかない
□
外側が壁に
つかない

足の裏のどこかが浮いてしまってうまくつかない人は、足首が硬くなっています。内側（親指側）がついていないとO脚かXO脚（65ページ参照）、外側（小指側）がついていなければX脚（65ページ参照）の可能性があります。

☆前からチェック

□ 中指と人差し指がまっすぐじゃない

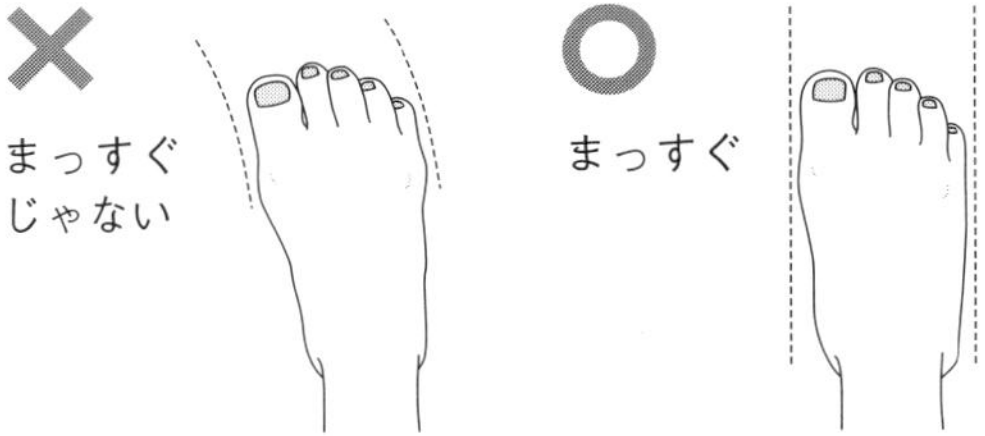

×
まっすぐ
じゃない
○
まっすぐ

次に、つま先をチェック。中指と薬指がまっすぐ上を向いていればOK。つま先が傾いていたら、足首は硬い状態です。

3 動いてチェック

今度は足を動かしてチェックします。足首と足の指を動かすことで、足首がどのくらい硬いのか実感できます。全然動かない人は要注意！　かなり足首が硬くなっています！

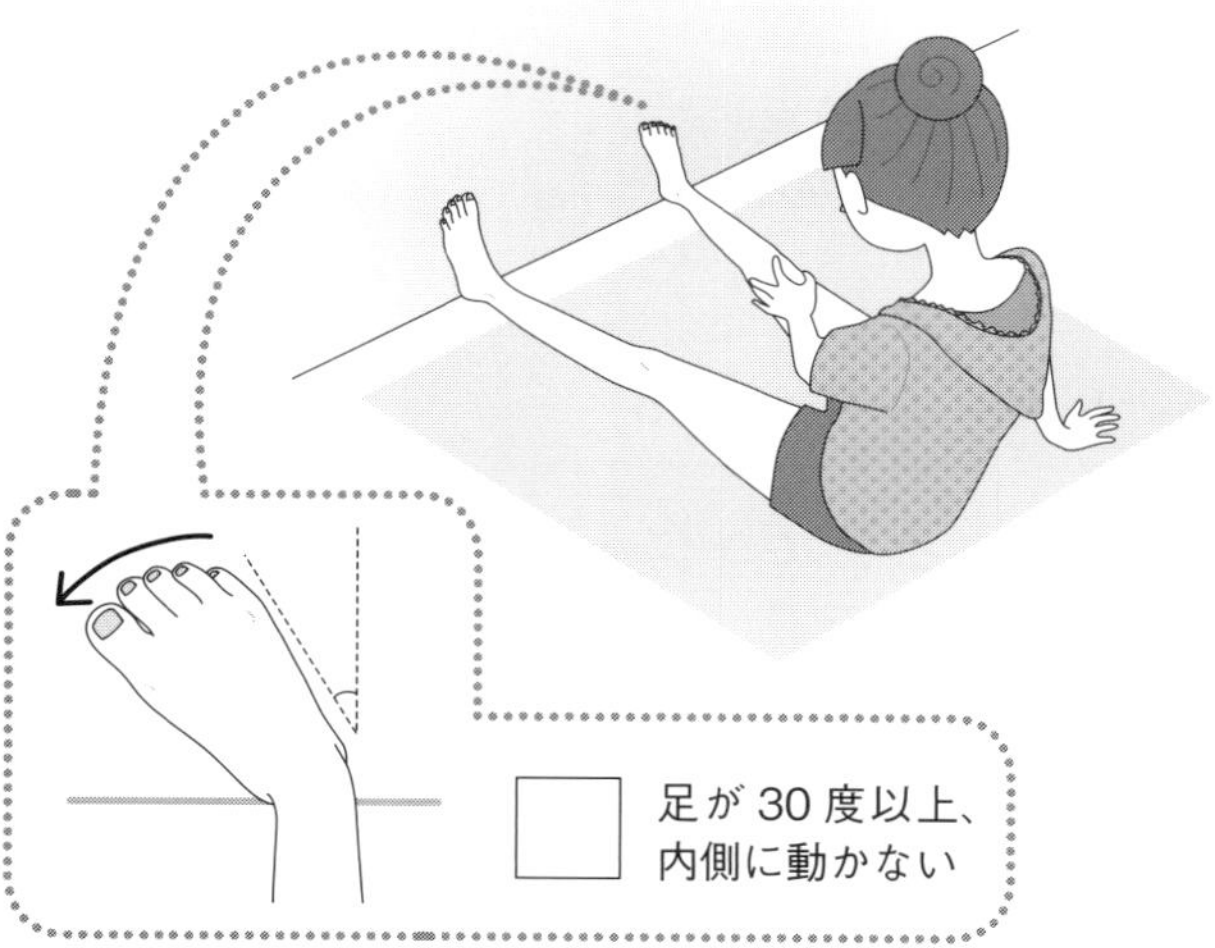

まず、38 ページの基本姿勢のように壁に両足をつけて座ります。次に、左手で右ひざを押さえ、太ももを動かさないようにして、右の足首から先が 30 度以上、内側に動くかどうかを確認。このとき、かかとや指先が壁から離れないように。動かない場合は、足首が硬くなっています。右足首のチェックを終えたら左足首も同様にチェック。

□ チョキができない　□ 逆チョキができない

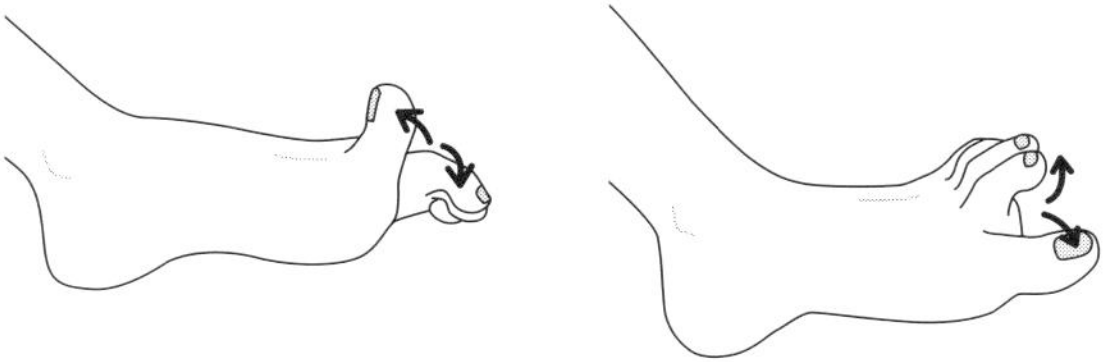

次にひざを曲げて足を壁から離し、足の指でチョキ（親指を上、残りの指は下）と逆チョキ（親指を下、残りの指を上）ができるか片足ずつチェック。できなければ、足首が硬い証拠。

□ つま先から甲まで水平に伸ばせない

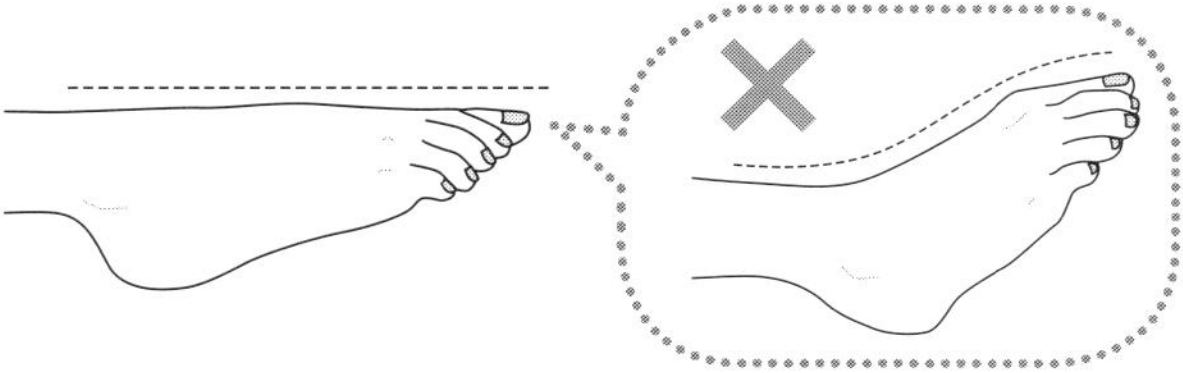

今度は壁に背中をつけて座り、脚を伸ばします。ひざの裏側を床から浮かさないようにして片足ずつつま先をまっすぐ前に出します。足の甲が床と水平になればＯＫ。水平にならなかったり、ひざの裏側が床から離れてしまう人は、足首が硬くなっています。

1日たった2分!
さあ「足首ほぐし」を始めましょう

では、「足首ほぐし」のやり方をお教えします。基本のエクササイズは3種類。

①「くるぶし体操」
—足首をやわらかくします

②「パタパタ体操」
—足首の血流を促します

③「クルクル体操」
—足首まわりの筋肉を刺激します

これらのエクササイズはきちんと行えば、すべてたったの1回で足首が1cm細くなります。

「くるぶし体操」↓「パタパタ体操」↓「クルクル体操」の順番で、3種類すべてを行うのがいいのですが、初めての人は、全部行わなくてもOKです。まずはトライしてみて、3つのうち自分の一番やりやすいものをやってみましょう。

ただし、あんまりムキになって、激しく行うのはオススメしません。どの運動も慣れるまでは、ていねいにゆっくりと。肩や首、背中の力を抜いて、リラックスしながら行うのがベストです。

慣れてきたら、テレビを観ながら、誰かとおしゃべりしながら、本を読みながらなど「ながら」運動でOK。がんばらなくても、自然と足首が動くようになります。気軽に楽しんで続けてくださいね。

ではさっそく Let's try !

①くるぶし体操

ストレッチ効果で足首をやわらかく！

1

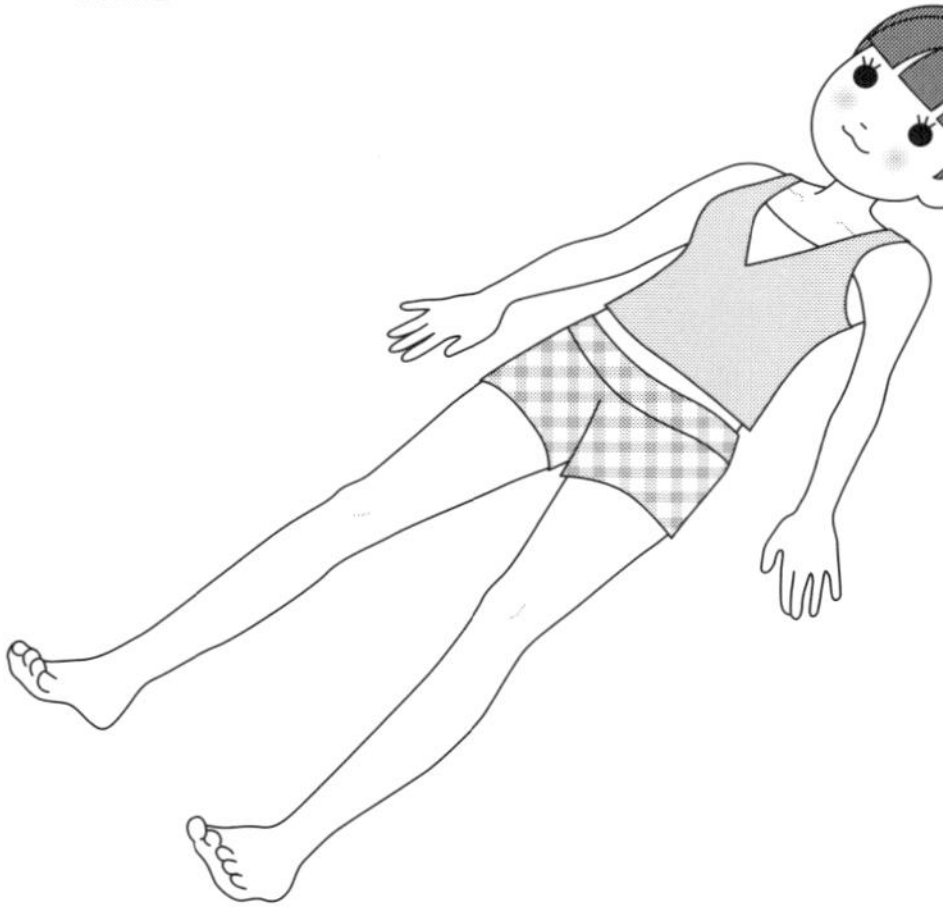

あお向けになり、両足を肩幅程度に開く。両腕は自然にからだの横におき、手の平を床につける。

2

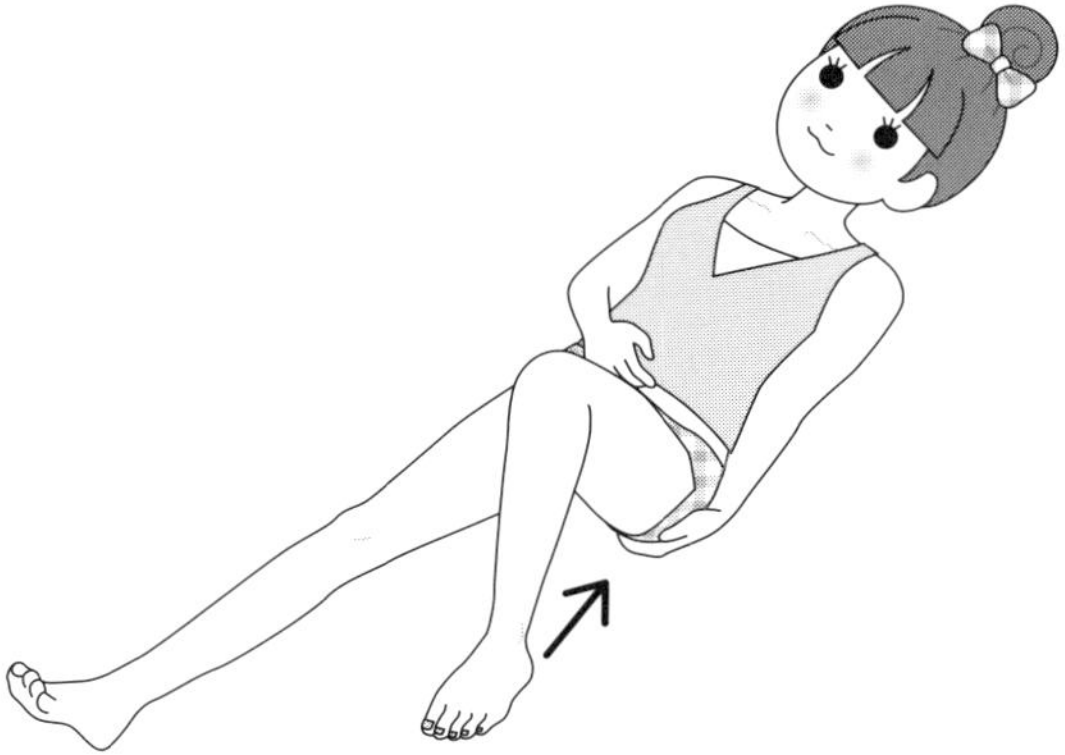

右手をお腹の上におく。こうすると、お腹を引っ込めるクセがつく。続いて左手を左側のお尻の下に入れる。こうすると、太ももから肩までの力が抜ける。それから、ゆっくりと左ひざを曲げていく。このとき、左足の裏は床につけて、離れないようにする。「これ以上曲げると足の裏が床から離れる」というギリギリまで、ひざを深く曲げたところで止める。

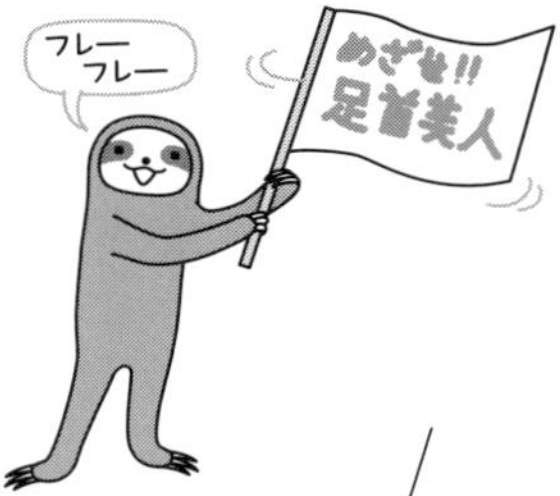

3

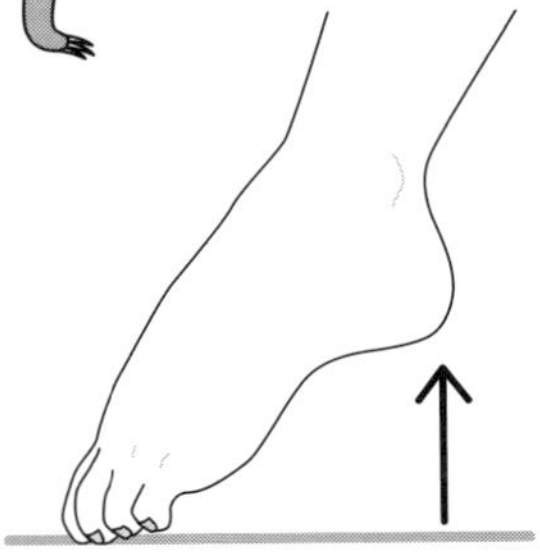

ひざを曲げたまま、左足のかかとを上げ、つま先を丸めて床につける。このとき、太ももやふくらはぎ、足の甲に力を入れないように注意。

4

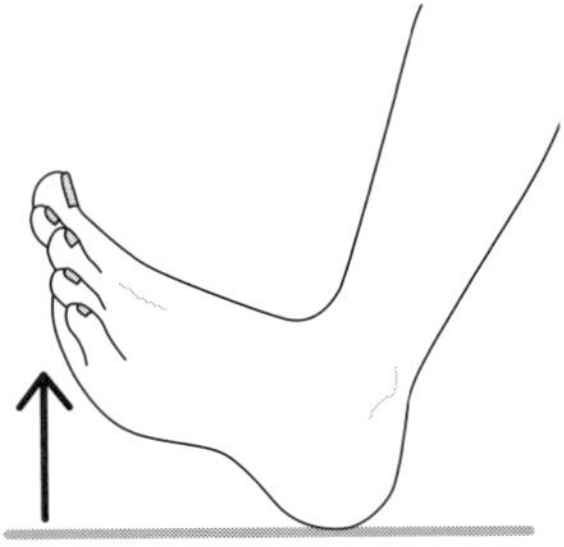

ひざを曲げたまま、今度は、つま先を上げて、かかとで床をグッと押す。このとき、かかとはなるべく立てるように。**3**→**4**の動きを交互に行い、5セット繰り返す。

まずは、くるぶしと足の指の関節を柔軟にするストレッチ。太ももに力が入らないように気をつけて、お腹を引っ込めて行うのがポイント。

5

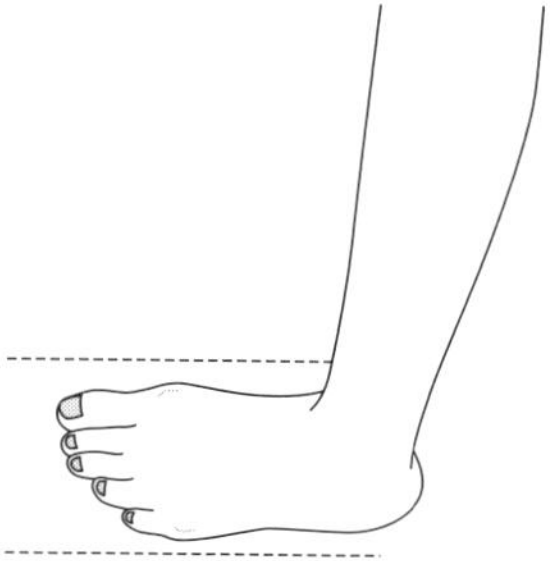

3と**4**を5セット行ったら、**2**の姿勢に戻る。つま先はまっすぐに。

6

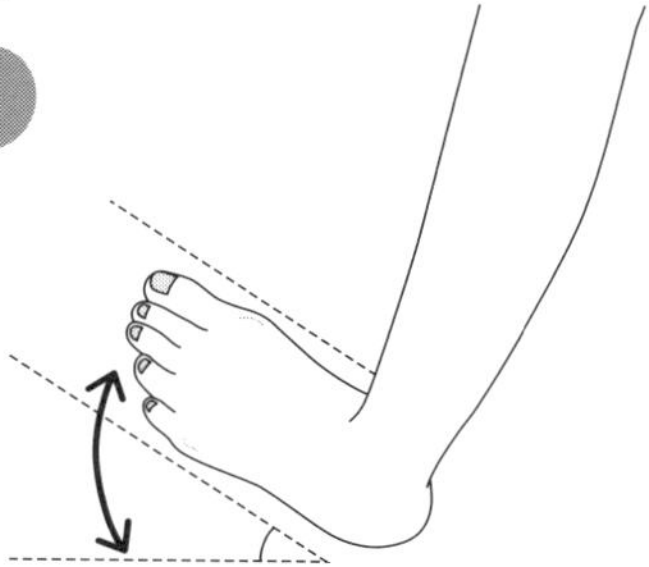

足の裏をぴったり床につけたまま、かかとを軸にして、つま先だけを内側に傾ける。30度傾けたら、かかとを軸にしてつま先をまっすぐに戻す（**5**）。**6**→**5**を5セット繰り返し**1**の姿勢に戻る。これで左のくるぶし体操が終了。右くるぶし体操は、左手をお腹、右手をお尻の下に入れ、右ひざを曲げて、あとは同様に。

②パタパタ体操

足首の血流が驚くほどよくなる!

1

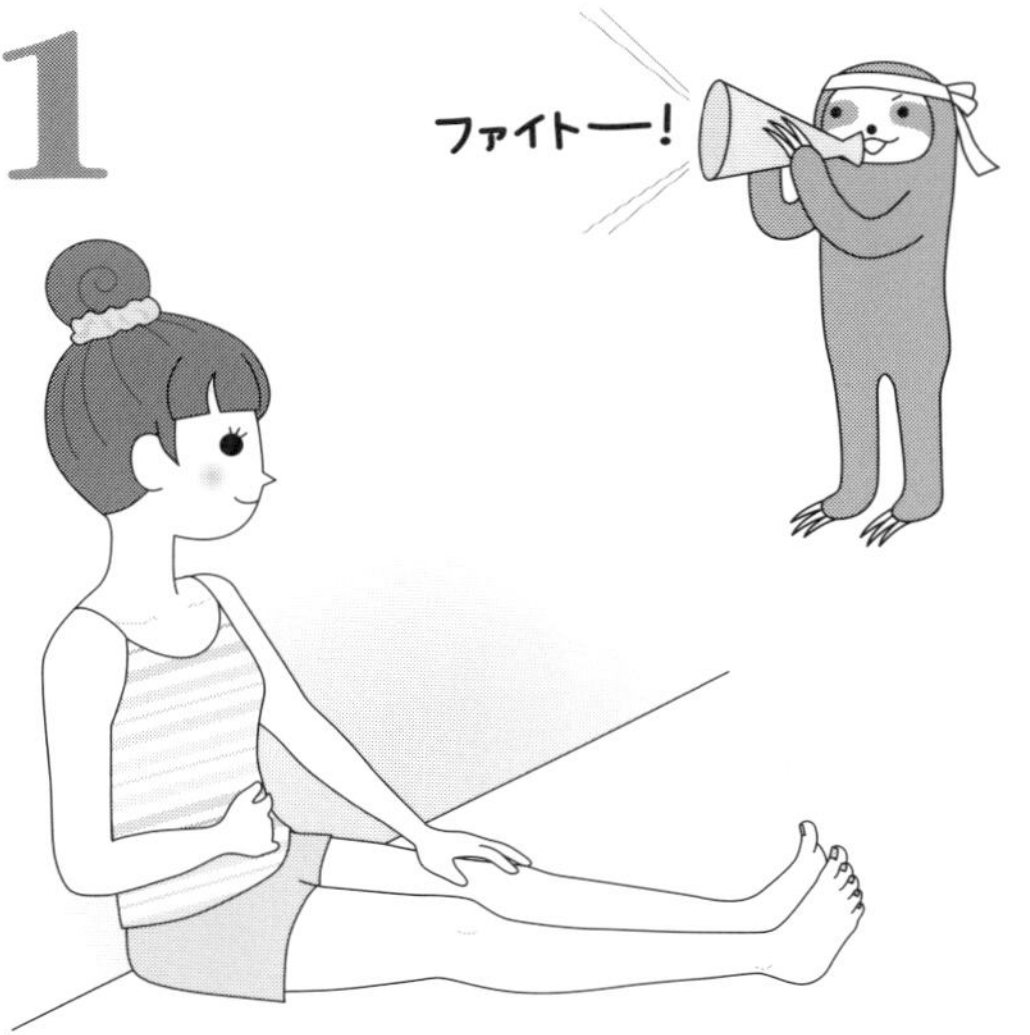

頭・肩・背中・腰をぴったりと壁につけて座る。両足は腰幅程度に開き、かかとを立てる。そのあと、脚の付け根あたりに左手を入れ、そのままお尻の左側を引き上げてストンと落とす。お尻の右側も同様に、右手で引き上げて落とす。こうすると背すじが伸びる。次に、右手をお腹におき、左手を左脚のひざにおく。

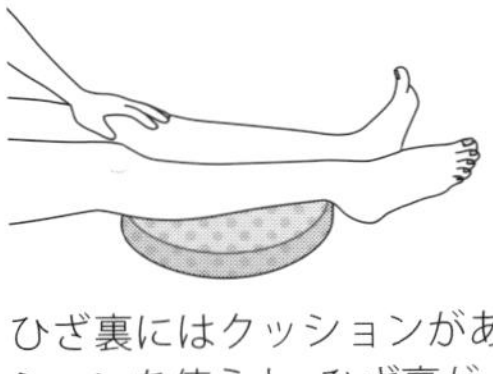

足をパタパタと動かすとき、太ももがブレてしまう人は、動かすほうの脚の下にクッションを入れると効果的。足首の下、ひざ裏にはクッションがあたらないように。クッションを使うと、ひざ裏がより伸びるのでおすすめ。

足の血流がよくなるエクササイズ。足をパタパタと動かすことで、血行が促進され、冷え性やむくみも解消！　ひざの裏を伸ばし、太ももの力を抜いてブレないように行うのがポイント。

2

右足のつま先を伸ばして、また元に戻すという動作を繰り返す。足をパタパタと、1秒間に1往復くらいの速さで動かすイメージで。「1、2、3、4、5」と5回ずつカウントしながら1分間続ける。このとき、ひざが曲がったり、太ももがブレたりしないように気をつけて。1分間終えたら手を逆にして、左のつま先も同様に1分間行う。

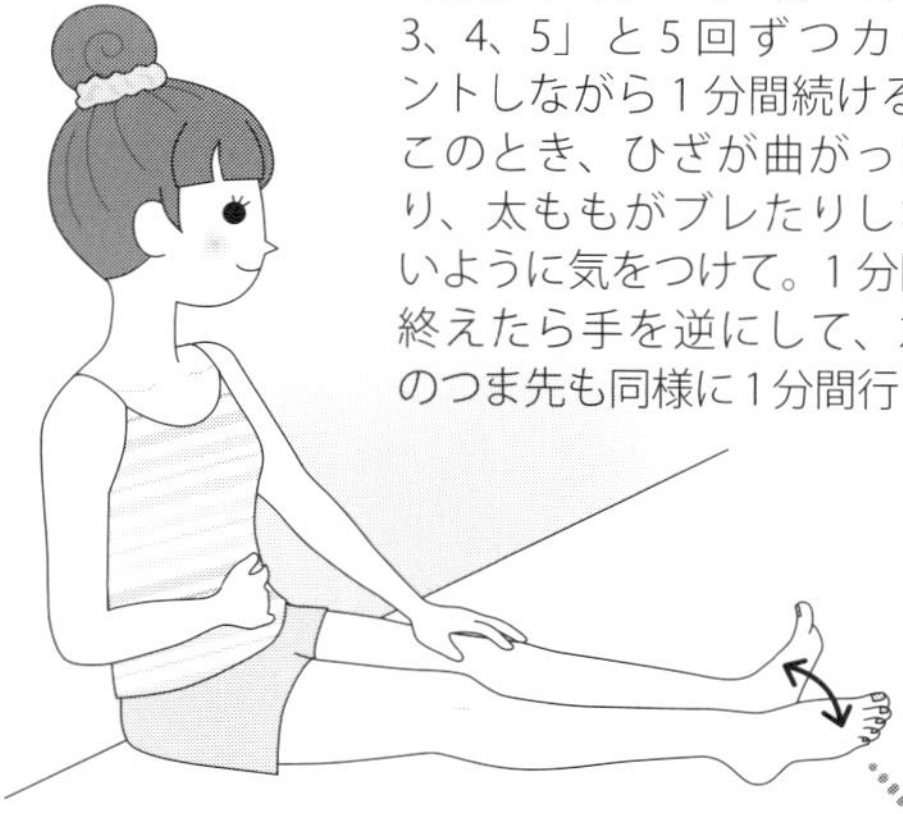

3

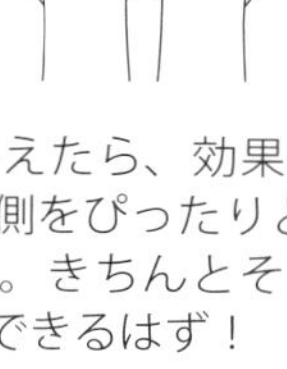

両足をやり終えたら、効果をチェック。両足の内側をぴったりとつけて、そろえてみる。きちんとそろっていることが実感できるはず！

③クルクル体操

足首まわりの筋肉を刺激！

1

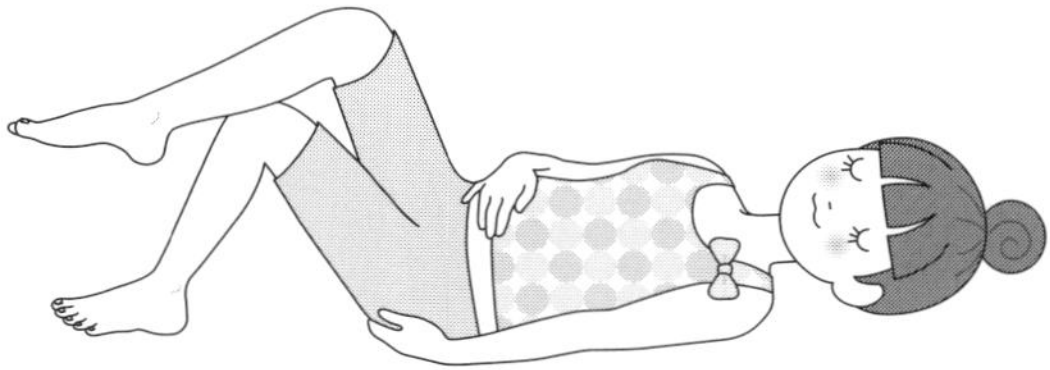

あお向けになり、両足を肩幅程度に開いて、右手をお腹の上におく。こうすると、お腹を引っ込めるクセがつく。続いて左手を左側のお尻の下に入れる。こうすると、太ももから肩までの力が抜ける。次に、左脚のひざを曲げ、その上に右脚のふくらはぎをのせる。

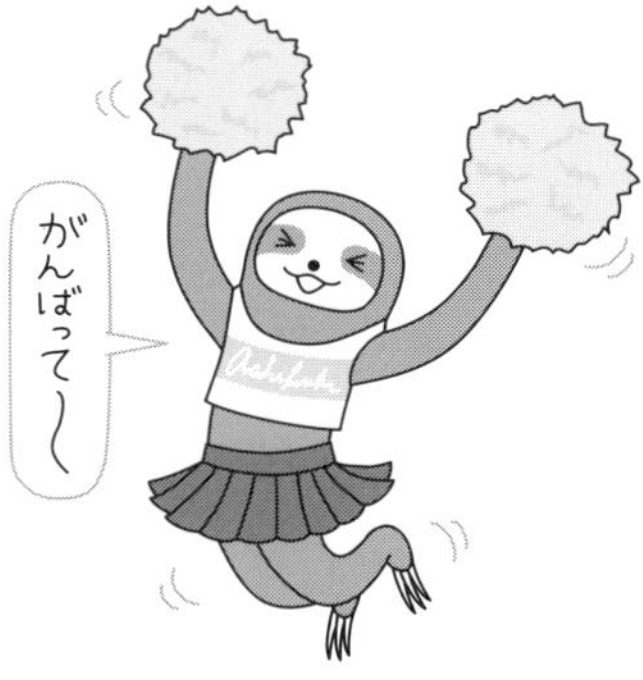

2

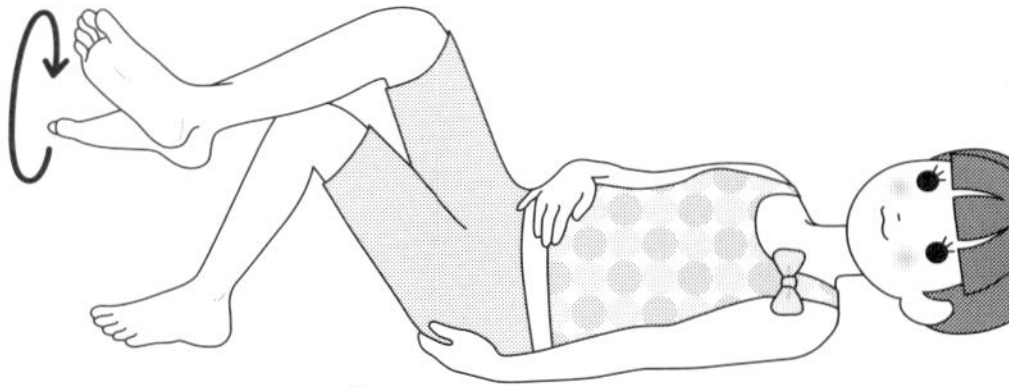

右脚をのせたまま、足首を時計回りに１分間まわす。１分間まわし終えたら、脚をのせ替え、手も替えて、左足の足首を今度は反時計回りに１分まわす。

固まった足首をゆるめて、足首まわりの筋肉を刺激するエクササイズ。ふくらはぎのセルライトに悩んでいる人にもおすすめ。顔は横に向けてもOKだから、テレビを見ながらでもできちゃう！

☆上から見ると…

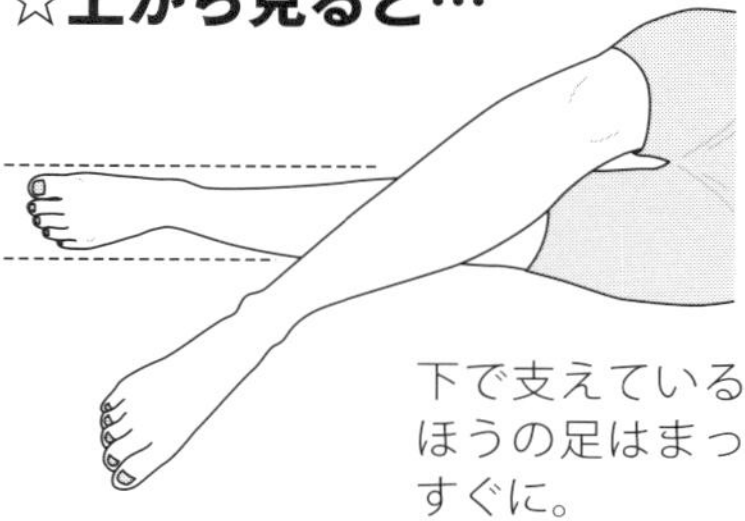

下で支えているほうの足はまっすぐに。

「足首ほぐし」データ大公開！
足首3cm減！ ウエスト11cm減！ 太もも9cm減！
みなさん続々、サイズダウン！

「足首ほぐし」を行うと、どのくらいサイズダウンするのか、そのデータをここで大公開します！　ちなみに編集部でも実践してみたところ、1週間で足首はマイナス1・2cm、太ももはマイナス2・5cmを達成！　ウエストは、たった1日行っただけで、なんと2cmも減りました！

木本みつえさん（仮名・58歳・主婦）

		結果
足首 右 24.3cm 左 23.5cm	足首 右 22.0cm 左 21.5cm	右 −2.3cm 左 −2.0cm
ふくらはぎ 右 36.2cm 左 37.5cm	ふくらはぎ 右 34.5cm 左 35.5cm	右 −1.7cm 左 −2.0cm
太もも 右 62.0cm 左 62.5cm	太もも 右 53.0cm 左 53.6cm	右 −9.0cm 左 −8.9cm
ウエスト 86.7cm	ウエスト 76.0cm	−10.7cm
ヒップ 102.0cm	ヒップ 92.5cm	−9.5cm

山田あきこさん（仮名・30歳・会社員）

部位	前		後	結果
足首	右 22.9cm 左 23.5cm	▶	右 20.2cm 左 20.5cm	右 −2.7cm 左 −3.0cm
ふくらはぎ	右 34.0cm 左 34.0cm	▶	右 33.5cm 左 33.5cm	右 −0.5cm 左 −0.5cm
太もも	右 58.0cm 左 58.5cm	▶	右 50.1cm 左 50.5cm	右 −7.9cm 左 −8.0cm
ウエスト	72.0cm	▶	65.0cm	−7.0cm
ヒップ	91.5cm	▶	88.5cm	−3.0cm

萩原ゆうこさん（仮名・36歳・公務員）

部位	前		後	結果
足首	右 20.7cm 左 20.9cm	▶	右 19.4cm 左 19.5cm	右 −1.3cm 左 −1.4cm
ふくらはぎ	右 35.4cm 左 34.8cm	▶	右 34.0cm 左 33.5cm	右 −1.4cm 左 −1.3cm
太もも	右 56.0cm 左 55.0cm	▶	右 53.5cm 左 53.0cm	右 −2.5cm 左 −2.0cm
ウエスト	74.5cm	▶	64.0cm	−10.5cm
ヒップ	92.3cm	▶	86.5cm	−5.8cm

※データは約３カ月「足首ほぐし」を実施した結果です

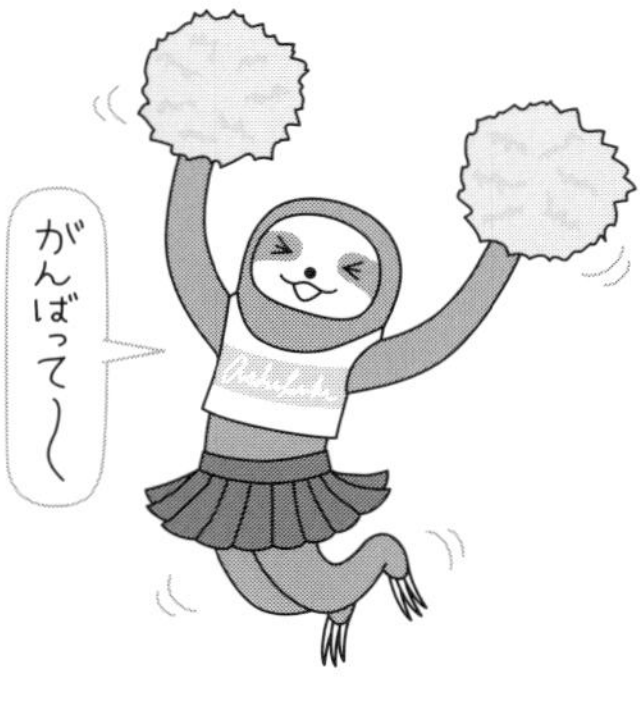
がんばって〜

Chapter 3

メリハリボディ、ツヤ肌、フェロモン…
足首ほぐしが美人をつくる秘密

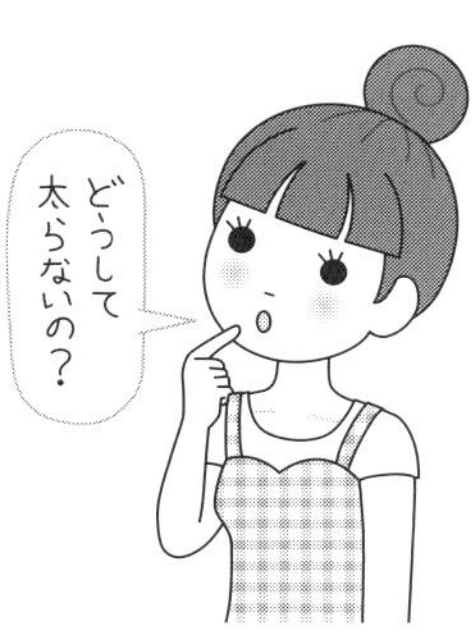

今まで誰も教えてくれなかった

足首のすごい秘密教えます

足首で美人になる10の効果

1日たったの2分で足首がやわらかくなって歪みもとれる「足首ほぐし」。

その効果はとにかくすごいんです！　たとえば……

①脚の歪みがとれて、まっすぐ長くキレイな脚に！

②ふくらはぎや太ももが、みるみる細くなります！

③むくみ・冷えが改善！　色白美肌にも！

④水虫、巻き爪、外反母趾など足のトラブルにも効きます！

⑤ヒップや腰まわりが細くなります！

⑥美しい歩き方ができるようになります！

⑦ポッコリお腹が引っ込んできます！
⑧ウエストがくびれます！
⑨首まで細くなって小顔になれます！
⑩首コリや肩コリがラクになります！

そのほかにも、効果をあげたらキリがありません。

でも、なぜ、「足首ほぐし」でヤセてキレイになれるの？

そう疑問に思う方も多いですよね？　とくに、「なぜ足首？」と思われることでしょう。

それもそのはず、美しいからだの決め手が足首だなんて、今まであまり語られてこなかったのですから。

先にあげた10の効果には、きちんと理由があるんです。この章では、その理由を詳しく説明いたします。

さあ「足首」の秘密を明かしましょう！

足首が「細い」「太い」って何で決まるの？

バレリーナの足が細いのはじつは……


脚の太さを気にしている女性は、とても多いですよね。

私のサロンにいらっしゃるお客様も「脚を細くしたい」という方がたくさんいます。でも、みなさんが気になっているのは、太ももやふくらはぎで、足首のことを気にしている人は、全然いません。

だけど、本当は、足首がすごく大事。

足首が細い人は、その上のふくらはぎや、太ももも美しいのです。逆に、足首が太い人は、ふくらはぎや太ももにも余分な肉がついています。

スカートで隠していても、足首さえ見れば、その人がどんな脚をしているのか、わかってしまうのです。そのくらいはっきりと、足首と脚の太さは強く関係しています。

バレリーナやフィギュアスケートの選手、一流のモデルさんなど、美しい脚をしている人は、みんな足首が細く、しかもしなやかで柔軟なものなのです。

意外と知られていない足首の秘密

では、足首の細い人と太い人は、どこが違うのでしょうか。

じつは、足首が太くなるのには、3つの理由があります。

まずひとつめは、ひざ下の骨が、正しくバランスがとれていないため。

ふたつめは、足の底がしっかりしていないため。

3つめは、関節のまわりがつまって硬くなっているため。

多くの方はあまりご存じないかもしれませんが、ひざ関節から足首までは1本の骨でつながっているのではありません。

太ももの骨は大腿骨《だいたいこつ》1本ですが、ひざ下は脛骨《けいこつ》と腓骨《ひこつ》という2本の骨からできています。脛骨はひざ関節から脚の前側を通って、一番下の端は、内側のくるぶし（内課《ないか》）で足のかかと（踵骨《しょうこつ》）につながっています。

腓骨は脚のうしろを通って、一番下の端は、外側のくるぶし（外課《がいか》）で足のかかと（踵骨）につながっています。

この脛骨、腓骨の一番下側（くるぶし）と、かかと（踵骨）のつながっている部分が、足首の関節になるのです。

足首の関節は、靭帯《じんたい》で外側から守られています。関節が外れるのを防ぐため、包帯《ほうたい》のように外から包んでいるのが靭帯です。

足首が細い人は、この靭帯があまり厚くありません。

ところが、足首が太い人は、上半身の重みが足首にのしかかることで、脛骨と腓骨のバランスが悪くなり、靭帯がさらに巻かれてしまうのです。

前とうしろ、内と外でバランスが崩れてしまっているのです。

こうなると、脛骨の下端《かたん》と、腓骨の下端が、理想的な位置からズレてしまいます。くるぶしが「内と外」でズレてしまうのです。

ズレをそのままにしていると、足首の関節が、どんどん歪んでしまいます。

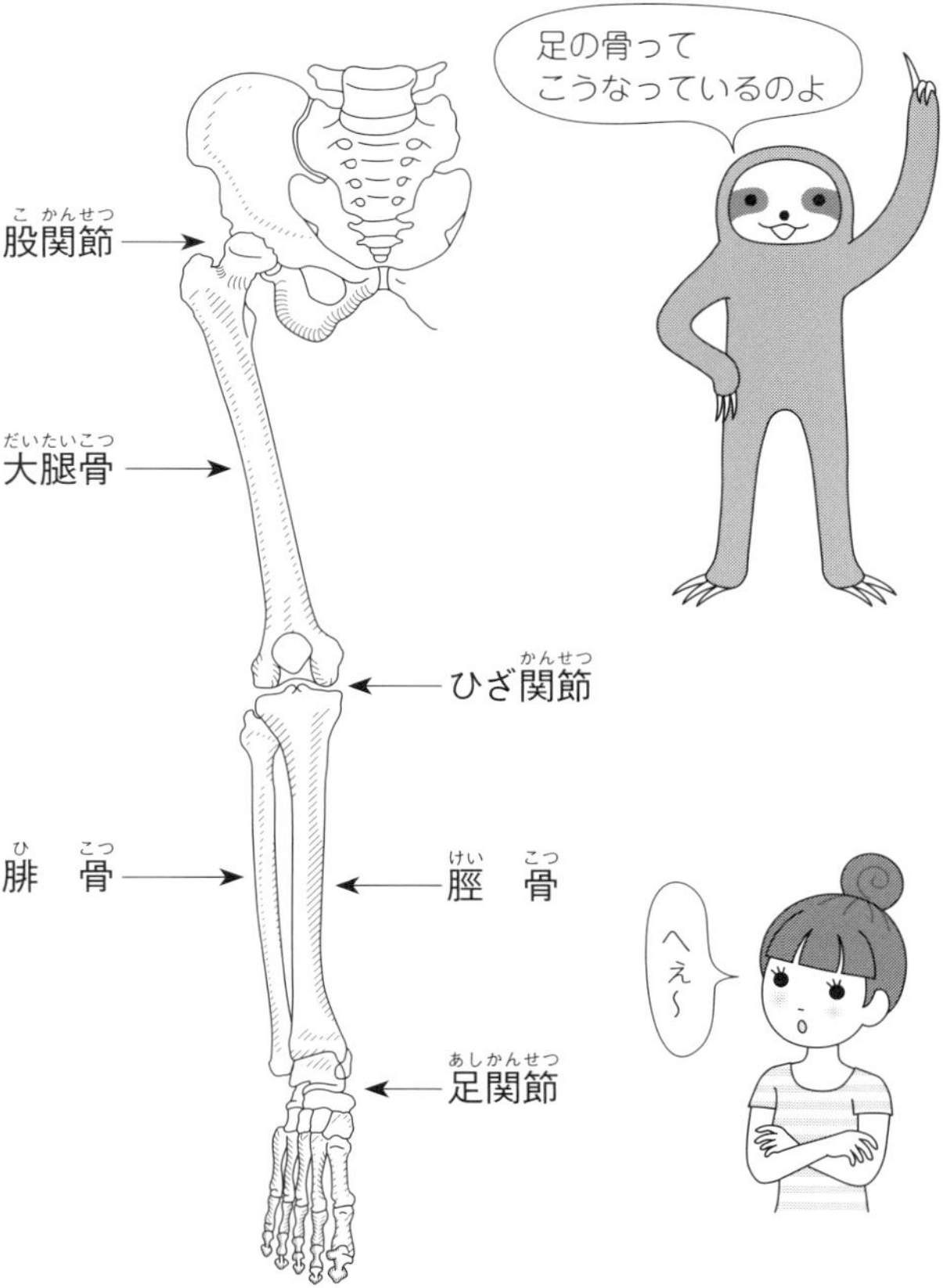
足の骨って
こうなっているのよ
股関節《こかんせつ》
大腿骨《だいたいこつ》
ひざ関節《かんせつ》
腓《ひ》　骨《こつ》
脛《けい》　骨《こつ》
足関節《あしかんせつ》
へぇ～

脚の骨は、股関節からひざまでは大腿骨１本、ひざから下は脛骨と腓骨の２本。脛骨と腓骨は足関節につながっている。脛骨と腓骨の下端である「くるぶし」がズレると、足関節から脚全体のバランスが崩れてしまう。

この歪みを防ぐために、靭帯までも太く発達してくる、というわけなんです。だから足首は太くなって、関節が硬くなってくるんです。

足底が土台で、脚が柱、それをつなぐのが足首

足底（私は足の底、つまり足の裏を足底《あしぞこ》と呼んでいます）がしっかりしていない人も足首が太くなります。

人は足底で、脛骨と腓骨の両方を支えています。さらに、脛骨と腓骨はその上の大腿骨、そして上半身から頭まで支えているのです。

足底が土台なら、脛骨と腓骨は２本の柱のようなもの。

土台と柱をつないでいるのが、足首なんです。

土台がしっかりしていれば、柱も大丈夫。でも、土台である足底がしっかりしていないと、柱である脛骨と腓骨がどんどんズレてしまいます。

だから、ズレを止めようとするために、靭帯が発達して足首が太くなってしまうのです。

理想的な靭帯は、ゴムのように伸び縮みし、太く固まらないもの。関節の動きに合わせて自由に伸縮するから、少ない量で関節を充分にサポートしてくれるのです。足首に歪みがなければ、ゴムのような靭帯が最小限あればいいので、足首は細くなるんです。

足首でO脚・X脚…がなおり 脚が長くなる理由

足首がつまると脚が短くなってしまう!

O脚やX脚、XO脚（XO脚とはどんな脚なのかわからないという方、65ページの図をみてください）のような脚の歪みにも、足首は深く関係しています。歩き方や立ち方など、日常生活の悪いクセが積み重なると、脛骨と腓骨のバランスが崩れてきます。

そして、脛骨と腓骨の下端がズレてしまい、脚の形が歪んでくるのです。

脚が歪んでいる人のうち、だいたい80パーセントがO脚またはXO脚です。

O脚やXO脚の人は、脛骨に比べて腓骨が下がっています。そのため、脛骨側、つまりふくらはぎの内側の筋肉が縮んでいるのです。また、腓骨側、つまり外側に体重がかかっているので、靴の外側が減ってくるのです。

X脚はその逆です。脛骨側が下がっているから、ふくらはぎの外側の筋肉が縮んで、体重は内側にかかります。そして靴の内側が減ってくるのです。

脚の歪みを改善するには、脛骨と腓骨のズレを直して、正しい位置にしなければなりません。

ただし、こういう人は足首が硬いんです。伸びない包帯のように、厚く靭帯が発達して、足首関節を固定してしまっています。ようするに、脚が歪んでいる人は、足首が太くて硬いのです。

だから、脚の歪みをなんとかしたいと思ったら、まず硬い足首をほぐすこと。足首をほぐして、硬い靭帯がよく伸びるようにしなければいけないのです。

靭帯をやわらかくして、脛骨と腓骨のズレを調整すれば、ふくらはぎの筋

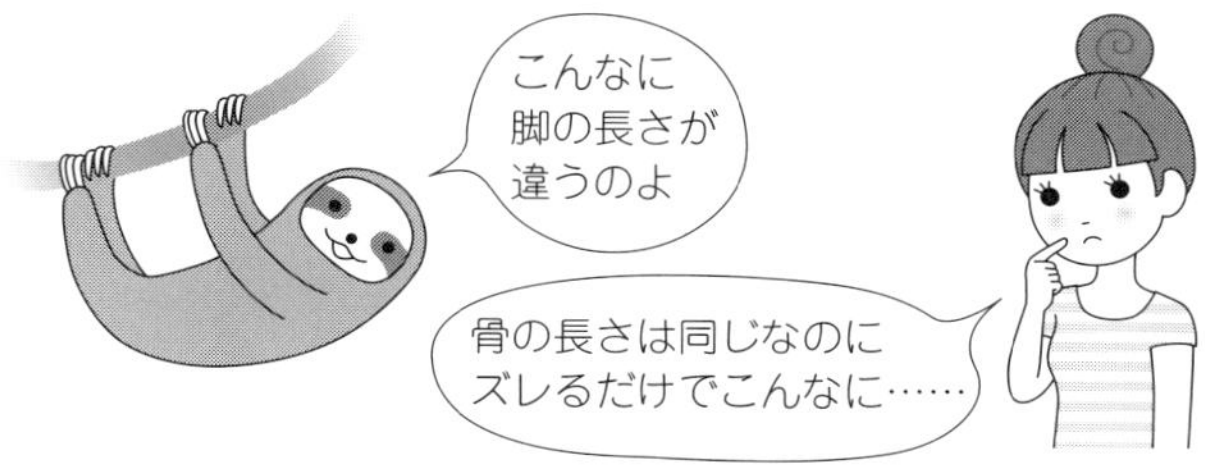
こんなに
脚の長さが
違うのよ
骨の長さは同じなのに
ズレるだけでこんなに……

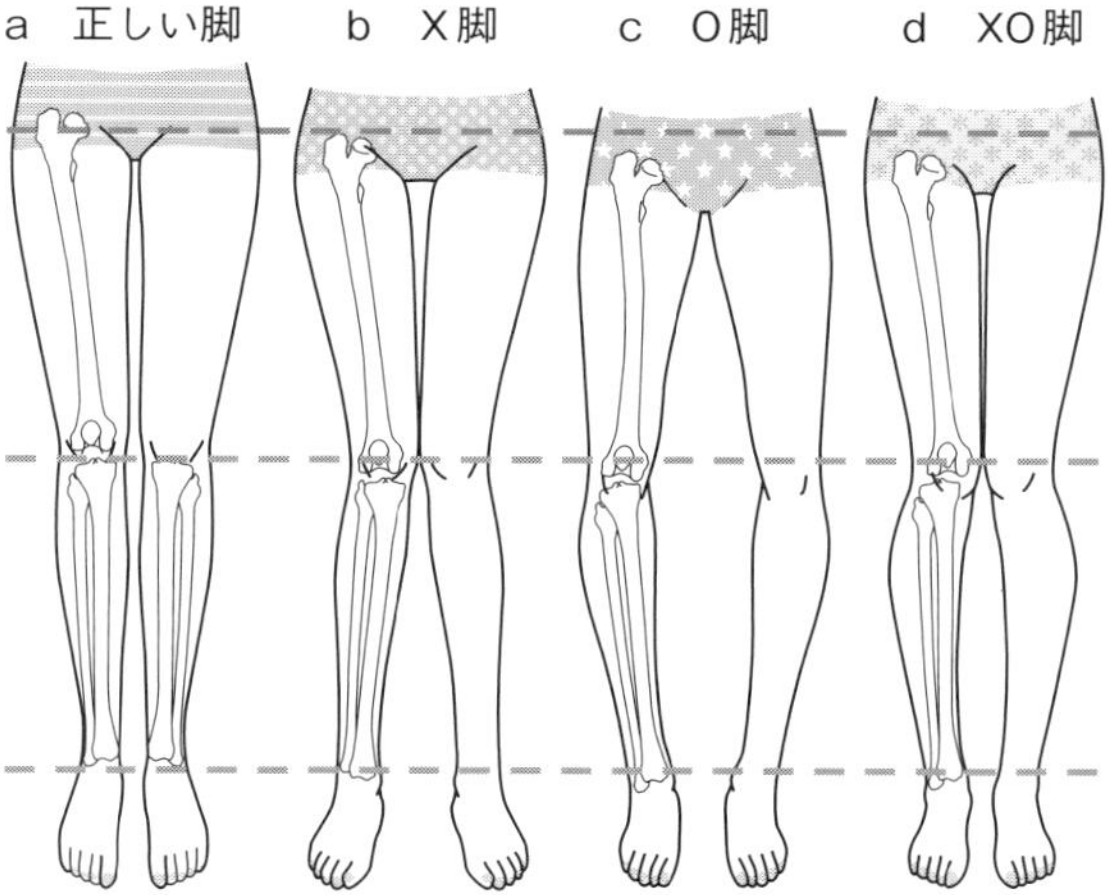
a　正しい脚
b　X脚
c　O脚
d　XO脚

a．脛骨と腓骨の前後左右でのバランスが正しいと、ひざ関節、股関節も正しくなりまっすぐな脚になる。

b．本来の位置よりも、脛骨が下がって、腓骨が上がってしまうと、ひざ関節が内向きにねじれ、X脚になる。

c．脛骨が上がって腓骨が下がってしまうと、ひざ関節が外向きにねじれ、O脚になる。

d．O脚と同じく、脛骨が上がって腓骨が下がり、さらにひざ関節はX脚と同様、内向きにねじれる場合もある。こういう状態だとXO脚になる。

肉も正しくなって、脚の歪みは解消できます。

そのために必要なのが「足首ほぐし」です。

「足首ほぐし」は足首をやわらかくするだけでなく、脛骨と腓骨を理想的な位置に修正します。すると、O脚やXO脚、X脚が改善されるのです。

そして、脚の歪みが改善されると、脚が長くなります！　ズレていた脛骨、腓骨、大腿骨が正しい位置になって、必然的に脚が長くなるんです（65ページのイラストをご覧ください！）。

脛骨や腓骨、大腿骨が整うと、それにつながるひざ関節や股関節も整います。のちほどご説明しますが、脚が歪んでいる人は、筋肉（縦筋）がうまく働いていないため、脚の関節にすごく負担がかかっています。すると、関節の隙間にある軟骨が減って、隙間が少なくなってしまうのです。

だから、脚が歪んでいる人は、脚の関節部分も短くなるんです。

「足首ほぐし」で歪みをとれば、筋肉（縦筋）が働いて関節への負担もなくなり、軟骨が増えてきます。関節に隙間ができるので、脚が長くなってくるのです。

苦労をしなくても自然に、まっすぐで長く美しい脚になれるんですよ！

足首の歪みをとれば〝ムダ筋肉〟がとれて脚がスラッと細くなる！

足首の歪みが〝ムダ筋肉〟をつくる

「足首ほぐし」をすれば、脚の形がよくなるだけではなく、脚がグングン細くなります！

脚の太さに悩んでいる人は、たいてい脚が歪んでいるのです。

ひざ下の骨（脛骨、腓骨）がズレていて、自分の体重をバランスよく足の底で支えることができていません。

人間は、脚の骨や関節にズレがなく、正しい位置にあれば、少ない力でからだを支えられるようにできています。

立つ、歩く、座るなどの動作にも余分な力を使わず、疲れません。

女性らしい、しなやかな動きをするための筋肉、具体的には、ゴムのようにからだを上にスーッと伸ばすための筋肉（縦筋）があれば、充分なのです。

でも、骨や関節の位置がズレてくると、からだをバランスよく支えられないので、ただ立っているだけでも余分な力が必要になります。

この余分な力のせいで脚は太くなって、脂肪やセルライトもできるのです。

余分な力が脚に入ると、本来は必要のない筋肉が増えてきます。

グーッと踏ん張るための筋肉（これを私は横筋《よこきん》と呼んでいます）です。

横筋は男性的な筋肉で、硬くゴツゴツした横に広がりやすい筋肉。ギブスのように、からだを硬く縮ませる筋肉です。

バランスの悪い脚では、硬い筋肉ばかりが増えてしまいます。

しかも、硬い横筋は、血液やリンパの流れを妨《さまた》げるんです。だから代謝が悪くなって余分な脂肪やセルライトも増えてくるんです。

脚が太い人は、脂肪やセルライトが太さの原因だと思いがちですが、ムダな脂肪やセルライトの下にムダな横筋が隠れていて、脚の形も歪んでいるのです。

脚を細くしたいなら、まずは歪みを改善すること。

「足首ほぐし」で、ひざ下の歪みを正しく修正するのが近道です。

そうすれば、バランスよく立てるようになって、しなやかな縦筋ができてきます。ムダな横筋は減り、余分な脂肪やセルライトもなくなってくるんです。だから脚が細くなるんですよ！

血行・代謝を促して脂肪を撃退する〝循環ポンプ〟が足首です

冷え性の人の足首が硬い理由

よく、足は第二の心臓といわれていますよね？

心臓から出た血液は、脚を通って、つま先まで流れて、また心臓へ戻っていきます。

ちょうど折り返し地点になるのが、足のつま先なんです。

ところが、足首が歪んでいて、硬い靭帯で覆《おお》われていると、足首から先に血液が流れにくくなります。つまり、足がすぐ冷たくなる冷え性の人は、足首が硬いのです。

だから、「足首ほぐし」で足首をやわらかくして、血流をよくすることが大事なんです。

足首がやわらかくなればリンパなどの体液の循環もよくなります。代謝がアップするので、脚だけでなく全身の脂肪やセルライトもなくなっていきます。

足の骨がよく動くと、代謝がよくなる

ところで、足には骨が何個あるかご存知ですか？

じつは、33個もあるのです。

しかも、これらの骨はちゃんと関節でつながっています。

足の関節というと、指の関節と足首関節だけだと誤解されやすいのですが、

★足首と足の関節

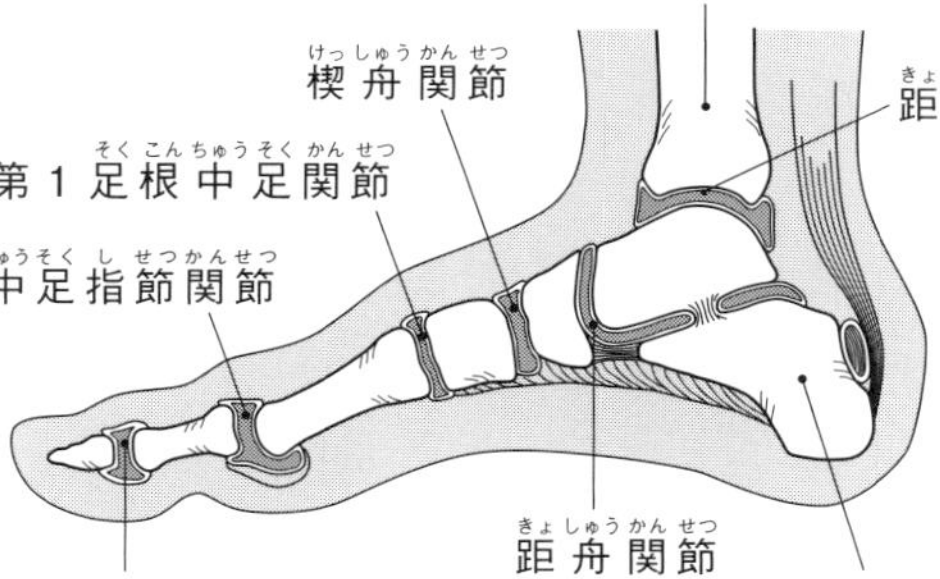
脛《けい》 骨《こつ》
楔《けっ》舟《しゅう》関《かん》節《せつ》
距《きょ》腿《たい》関《かん》節《せつ》
第1足《そく》根《こん》中《ちゅう》足《そく》関《かん》節《せつ》
第1中《ちゅう》足《そく》指《し》節《せつ》関《かん》節《せつ》
距《きょ》舟《しゅう》関《かん》節《せつ》
足の母《ぼ》指《し》節《せっ》間《かん》関《かん》節《せつ》
踵《しょう》 骨《こつ》

足の甲の部分にもちゃんと関節があって、動くのです。

足首がやわらかいと、足のそれぞれの関節も、ちゃんと動かせます。

歩いたり立ち止まったりするときに、足首だけでなく、指や甲の関節もよく動くので、つまずいたり転んだりはしません。

足の底で、地面をやわらかく捉《とら》えることができるのです。

足の骨がよく動けば、足の血行もよくなります。

心臓から出た血液が、足で滞ることもありません。

足の骨の動きがポンプのような役割をしてくれて、流れてきた血液をしっかりと送り返してくれます。

ようするに、足首がやわらかくて、足の骨がよく動く人は、ただ歩いているだけでも血行がよくなるんです。

足だけでなく、全身の血行もよくなって、代謝がアップするのです。

しかし、足首が硬くなっていると、本当はバラバラに動かせるはずの足の関節がよく動きません。

足首には、足の骨を動かすための神経が通っています。足首が硬いと、この神経の働きが悪くなるのです。

だから、足の骨が動かせないんです。

手先が器用な人は、手首が細くてやわらかいのと同じで、足をよく動かせる人の足首は、細くてやわらかいのです。

とくに、41ページのチェックで「足の指でチョキ、逆チョキ」ができなかった人は、足の神経伝達が悪くなっている証拠です。

「足首ほぐし」で足首をやわらかくして、足の骨をよく動かせるようになりましょう。

すると、全身の血行もよくなるので、顔の肌の色まで明るくなるという、うれしいオマケもついてきます。実際、「足首ほぐし」で色白になった方がたくさんいらっしゃいます。肌の色って、遺伝とか生まれつきだから変わらないというものではないんです。

「足首ほぐし」で、むくみや冷え症が改善して健康美人に、そして、肌ツヤもよくなって色白美人にもなってしまうんですよ！

水虫、外反母趾…足のトラブルも、「足首ほぐし」で解決します！

水虫は代謝の悪さが原因です

足のトラブルを抱えている人にも、「足首ほぐし」はオススメです。

たとえば、水虫。

水虫ができるのは、古くなった角質のある部分です。

肌が新しい細胞に生まれ変われば、古い角質は自然とはがれ落ちます。

でも、足の代謝が悪いと、肌の細胞が新しくなりません。

古い角質が溜まったままになるので、いつまでも水虫に悩まされることになるのです。

でも「足首ほぐし」を行えば、足の新陳代謝が促進されて、肌は新しく生まれ変わります。古い角質と一緒につらい水虫ともサヨナラできるんです。

足の新陳代謝がよくなるということは、カサカサした肌がツルツルになるということ。

だから、かかとや足の裏のカサカサに悩んでいる人も、「足首ほぐし」で悩みが解消されます。

また、血行がよくなるので、くすんだ爪の色も明るいピンクに。ペディキュアなしでもキレイな爪になれるんですよ。

「巻き爪」は体重がアンバランスにかかっている証拠

それだけではありません。巻き爪やタコ、外反母趾《がいはんぼし》など、足の痛みで困っている人も、ぜひ「足首ほぐし」を試してみてください。

こうした足のトラブルを抱えている人は、たいてい足首が硬くなっているものです。

足首がしなやかに動かないし、縦筋が動いていません。

すると、立っているだけでもひざが曲がって、からだが前のめりになってしまいます。からだを足底でしっかり支えることができないので、体重がつま先から足の甲にかかってしまうのです。

足底全体で体重を支えられれば、体重は足の骨それぞれに分散するはずなのですが、足底でバランスよく体重を支えられないと、どこか1カ所に重さが集中して、強い負担になってきます。

たとえば、足の指に負担がかかると、その指は負担に耐えようとして、余分な肉、つまり「ぜい肉」をつくり出してしまいます。指が太くなるのです。

これは、足底がちゃんと働いている人には必要のない肉です。この余分な肉に靴で圧迫された爪がくいこんでしまうのです。

これが、巻き爪の正体なんです。

タコ・外反母趾は靴のせいではないんです

タコや外反母趾も似たようなものです。

タコや外反母趾は、体重が集中してかかっているところにできるんです。

足首が柔軟で、足の骨がよく動き、足底でしっかり地面を捉えて軽やかに伸び上がれる人は、足のトラブルになりにくいのです。

しかも、こういう人は、サッサッと軽やかに歩けます。

逆に、足首が硬くて、歩くときにバタバタとうるさい音を出す人は、足を痛めやすいのです。

タコや外反母趾になるのは、靴のせいだと思っていませんか?

たしかに、靴が合わないと足を痛めやすいけど、それよりも足首に注意したほうがいいんです。

「足首ほぐし」で足首をやわらかくすれば、足の痛みは解消します。

ヒールの高い靴だって、ラクラク履けるようになるのです。

足首がヒップを高く持ち上げるのです！

腰まわりが太い人は、足首が太い人

「足首ほぐし」を続けていると、太ももからヒップ、さらに腰まわりも細くなってくることが、実感できると思います。

ヒップや腰まわりが太くなるのは、足で体重をうまく支えられていないから。もともと人のからだは、体重が左右の脚にキレイに分かれて、ひざ→足首→足底に正しく伝わるようにできています。

立つときや歩くときは、足底からの力が、縦筋によって上半身に伝わるようになっているのです。

だけど、ひざから下が歪んでいたり、縦筋がうまく働いていないと、上半身の重みを足底で支えることが難しくなってしまいます。

地面を蹴る足底の力が、上半身に伝わりにくくなるのです。

そして、太ももに余分な力が入って、硬い横筋ができてしまいます。

足首が細い人は骨盤もキュッと締まってます

また、股関節にも余分な負担がかかって歪んでしまったり、股関節の歪みを防ごうとして、ムダな硬い筋肉が股関節の周囲についてしまいます。

こうして、太ももや股関節の動きが悪くなると、脚から上半身へ力の伝わり方が、もっともっと悪くなるのです。

脚で上半身を支えられないので、上半身の重みが、背骨の下にある骨盤の仙骨《せんこつ》や仙腸関節《せんちょうかんせつ》に集中してしまいます。

その結果、骨盤が広がってきてしまうのです。

★骨盤ってどうなっている？

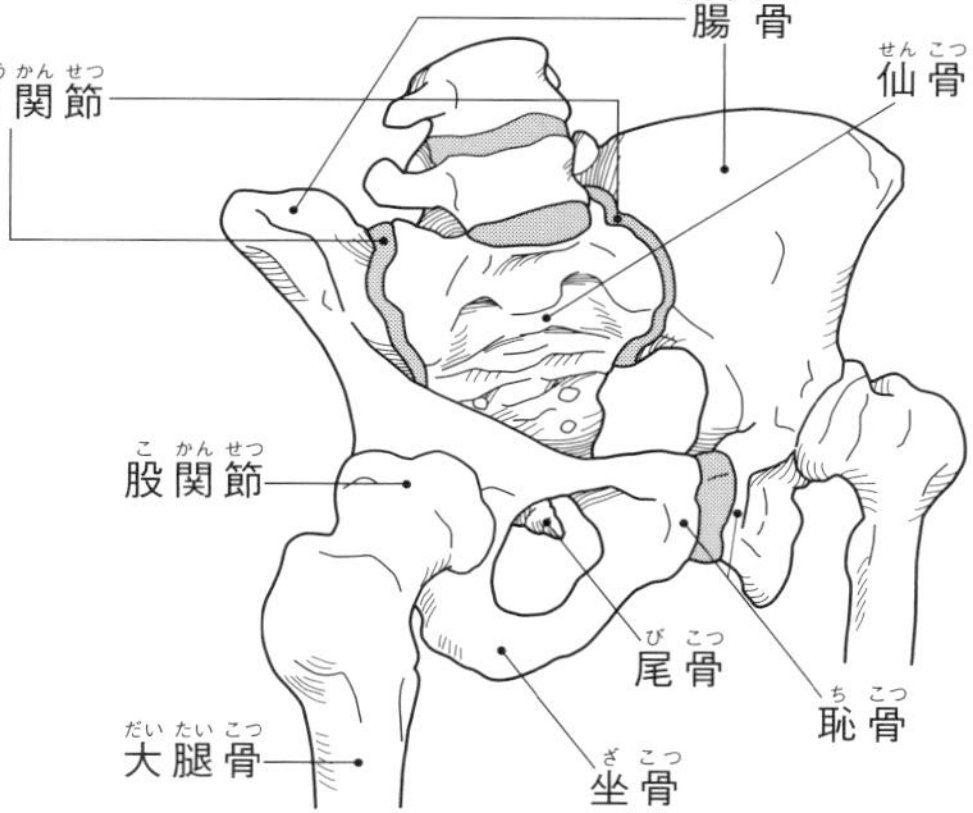

骨盤は中央にある「仙骨」、その先端の「尾骨」、仙骨の両側にある蝶の羽のような「腸骨」と、「坐骨」「恥骨」の組み合わせで構成されている。仙骨の上は腰の骨、背骨、首の骨へと続く。骨盤と脚の大腿骨をつなぐ関節が股関節。

骨盤が広がると、腰まわりは太くなります。

具体的にいうと、まず、上半身の重みを脚でうまく支えられないので、背骨の下にある仙骨《せんこつ》が下に沈んでしまいます。すると、仙腸関節で仙骨とつながっている腸骨《ちょうこつ》が広がってしまうのです。

腰の幅は、腸骨の広がりで決まります。

だから、骨盤が広がると腰まわりが太くなるんです。

また、仙骨が沈むと、恥骨が本来の位置よりもうしろに引っ込んで、尾骨《びこつ》や坐骨《ざこつ》がうしろに突き出てきます。

尾骨や坐骨は、ヒップの形を決める骨。

これが突き出ていると、不恰好な出尻《でじり》になってしまいます。逆に、恥骨が前に出ると、尾骨や坐骨が引っ込んで、ヒップがキュッと小さくなります。

さらに、骨盤や股関節が歪んでいると、そのまわりにムダな筋肉が発達して、血液やリンパの流れを妨げてしまいます。代謝が悪くなって、ヒップに脂肪やセルライトがついてしまうのです。

というわけで、脚が歪んで足底の力がうまく上半身に伝わらないと、腰やヒップも太くなってしまいます。

腰やヒップを細くするには、足底から正しくすることが大切なんです。

「足首ほぐし」を行えば、足底の力が、足首↓脛骨・腓骨↓ひざ関節↓大腿骨とうまく伝わるようになって、股関節の負担も解消されます。

☆キュッと締まり足首さんの骨盤

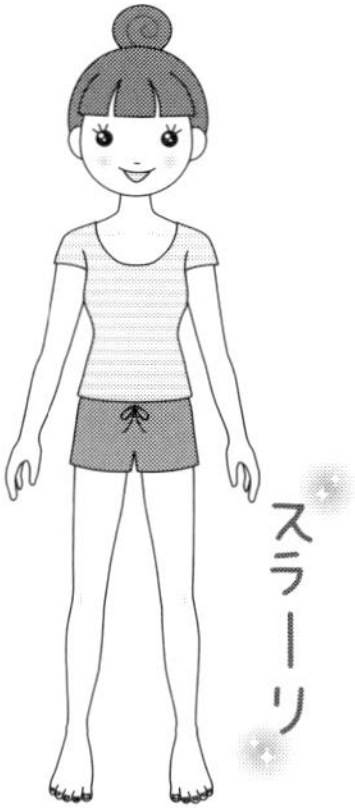
スラーリ

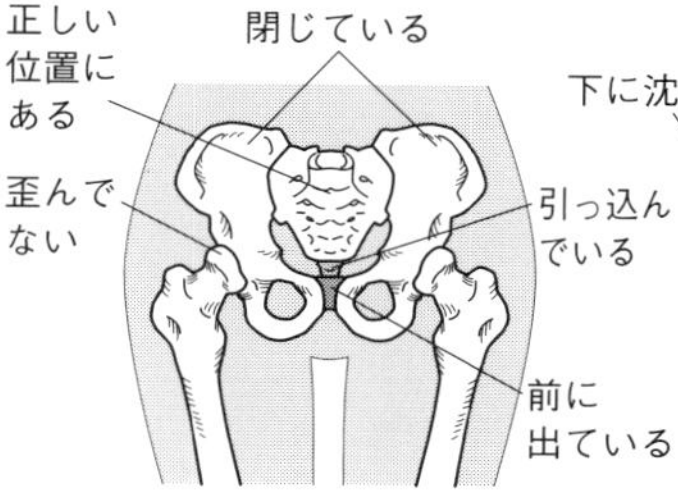
正しい
位置に
ある
閉じている
歪んで
ない
引っ込ん
でいる
前に
出ている

足首が細くてやわらかいと、足底の力が「縦筋」によって上半身までうまく伝わるので、骨盤が締まってヒップや腰まわりも細くなる。

☆ズドーン足首さんの骨盤

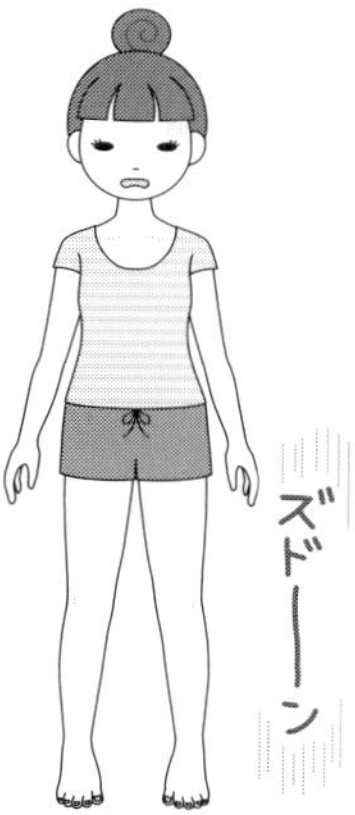
ズドーン

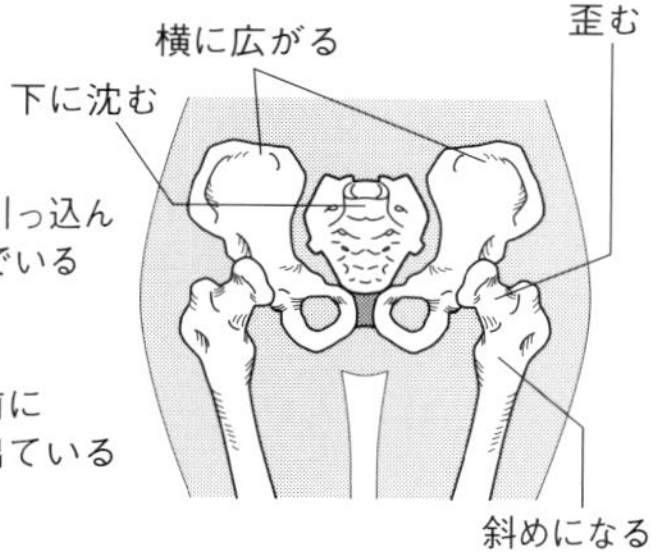
横に広がる
歪む
下に沈む
斜めになる

足首が硬く、足首まわりに余分な筋肉やセルライトがあると、足底の力が上半身まで伝わらない。うまく「縦筋」が働かないので、上半身の重みは骨盤に集中してしまう。背骨の下にある「仙骨」が沈み、「腸骨」が横に広がってヒップや腰まわりが太くなる。

股関節の動きもよくなって、ムダな筋肉や脂肪もとれていくのです。
そして、骨盤が締まって、ヒップや腰まわりも細くなっていきます。

"やわらか足首"なら、ただ歩くだけでも
ヤセていく！

「足首」が美しい歩き方をつくる

「足首ほぐし」で足首がやわらかくなると、美しい歩き方ができるようになります。

からだに余分な力が入らずに、リラックスして、サッサッと軽やかに、伸び上がるように歩くのが美しい歩き方。

首までまっすぐに伸びて、しっかり前を見ることができる……こういう歩き方なら、疲れません。

軽やかに歩けるので、足音もうるさくないのです。

逆に、からだにムダな力が入って、うつむき加減に歩くのは美しくありません。足音も騒々《そうぞう》しいし、すぐに疲れてしまいます。

美しく歩くには、足首がやわらかいことが必要です。

地面を蹴るときに、足底から伸び上がる力を、脚から背骨、そして頭まで正しく伝えられなければダメなんです。

着地するときも、体重をバランスよく支えて、地面をしっかり捉えることが重要です。

どちらも、足首がしなやかなら簡単にできます。

でも、足首が硬いと、足底をうまく使えません。

伸び上がるために、ひざや太ももの筋肉が必要になるし、背骨や首も上に伸びないのです。

着地するときも、体重を足底でうまく受け止められないので、やっぱりひざや太ももの筋肉が必要になってしまいます。そして、からだは前のめりになって背中は丸まり、首も沈み込みます。

それに、足首が硬くて足底がちゃんと働いていないと、着地の衝撃がからだにダイレクトに響いてしまいます。

こうなると、ひざや股関節を痛めやすくなるし、首コリや肩コリの原因にもなります。

衝撃に耐えるために、からだはつねに緊張してしまうので、すぐに疲れてしまうのです。

さらに、衝撃に耐える筋肉、つまりムダな横筋ができてしまうので、太もも、とくに前側に、ムダな筋肉がついて足も太くなってしまいます。

足首がやわらかい人は、ウォーキングやジョギングで、健康的にヤセられますが、足首が硬いとなかなかヤセないし、かえってからだを痛めてしまうことになりかねません。

〝やわらか足首〟と地震に強い建物との共通点

ところで、地震の多い日本では、ビルを建てるときに、土台と柱の間を硬くつなげるのではなく、バネのようなやわらかい材料でつなぐそうです。

こうすると、地震の揺れが吸収されて、柱に伝わりにくいんだそうです。

逆に、硬い材料を使った場合、揺れが土台から柱に強く伝わってしまうので、頑丈なビルも壊れてしまうのだとか。

人間のからだも同じです。

土台が足底で、柱が脚。

それをつないでいるのが、足首。

足首がやわらかければ、歩くときにも、揺れや衝撃が脚、そして上半身に伝わりにくくなります。ただ上に伸びる力だけが、縦筋を通して伝わるだけです。だから疲れないし、からだを痛めません。

しかし、足首が硬いと、揺れや衝撃が脚や上半身に強く伝わってしまうから、疲れやすいし、関節痛や筋肉痛になりやすいのです。

歩くときに、肩や頭が前後左右にフラフラと揺れている人は、足首が硬い人。こういう人は、転んでケガをしやすいんですね。

〝足首美人〟になる歩き方

ひざの裏を伸ばし、お腹を引っ込めて立つ。ひざの裏、太ももの裏で体重を感じるようにした後、片足を上に引き上げる。

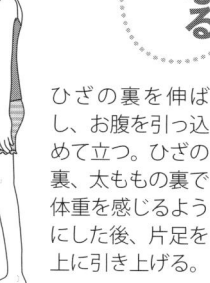

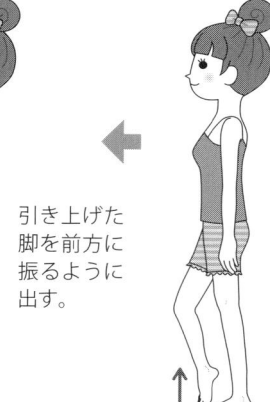

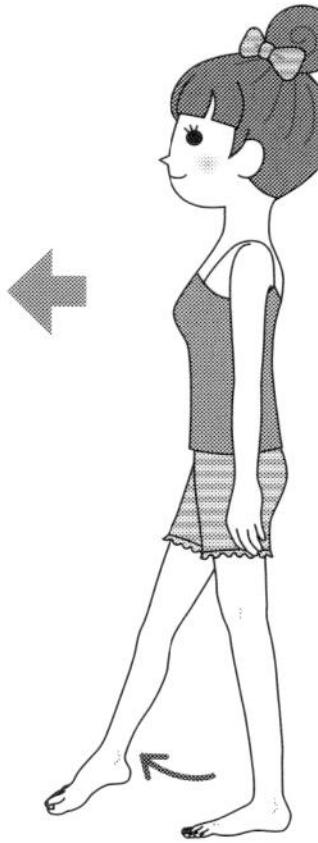
引き上げた脚を前方に振るように出す。

「足首ほぐし」で足首をやわらかくすれば、からだもふらつかずにまっすぐ歩けるようになれますよ。

「足首美人」をつくる歩き方

よく、脚をクロスさせて、モデルさんのように歩く人を見かけますが、これは、洋服を美しく見せるための歩き方です。

ファッションショーのステージを歩くには適しているけれど、ふだんの生活で歩くときにはオススメできません。

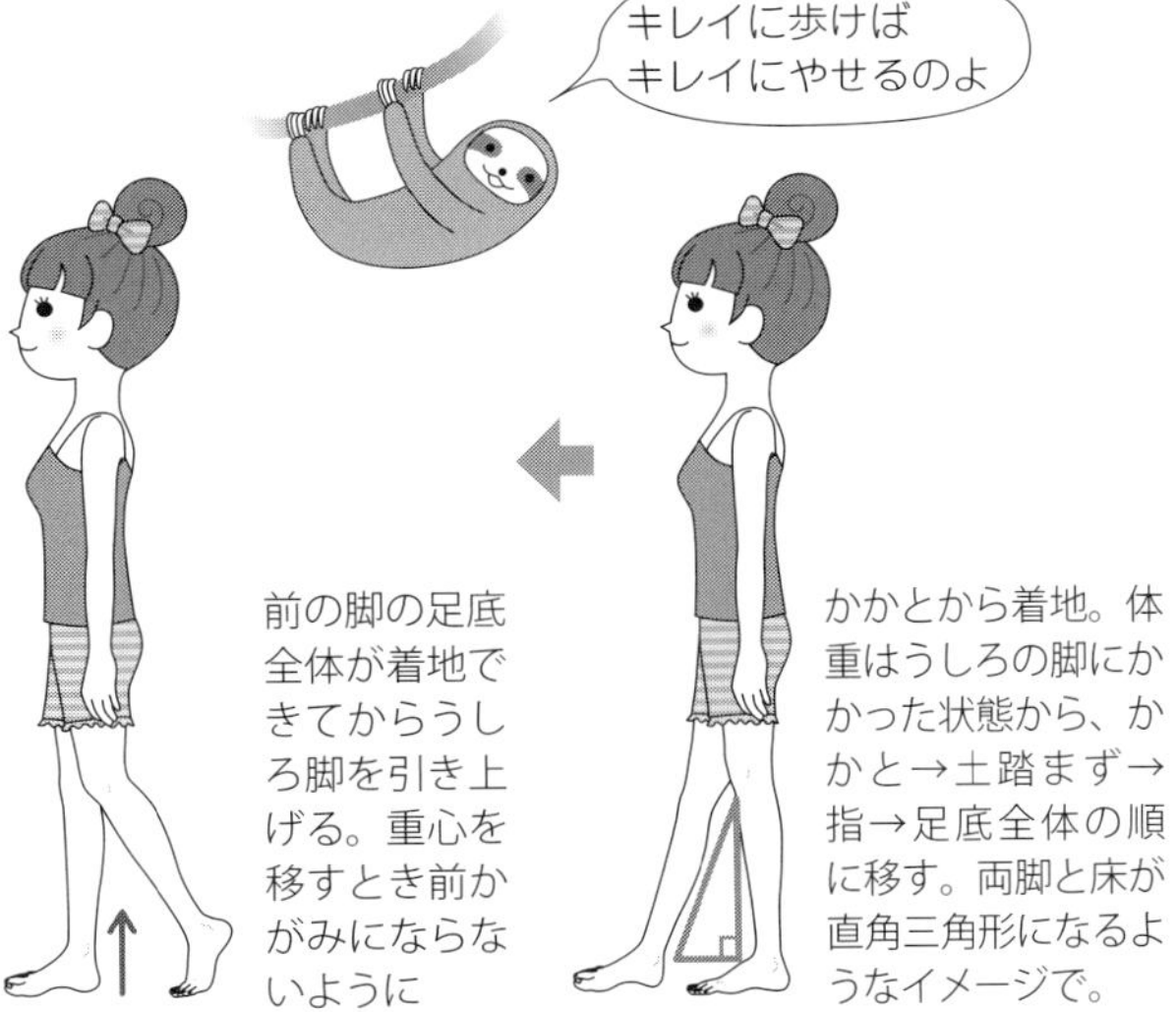
キレイに歩けば
キレイにやせるのよ
かかとから着地。体重はうしろの脚にかかった状態から、かかと→土踏まず→指→足底全体の順に移す。両脚と床が直角三角形になるようなイメージで。
前の脚の足底全体が着地できてからうしろ脚を引き上げる。重心を移すとき前かがみにならないように

脚や股関節、腰を、長時間ねじるように動かすので、下半身を痛めやすいのです。

日常生活での正しい歩き方は、足をまっすぐ前に出すこと。そして、前のめりで歩かないことです（かかと側に重心をおくように意識）。

具体的には、まず、前に出した足が着地したら、かかと→土踏まず→指→足底全体の順に体重を移動させます。前に出した足に体重の約3割、うしろの足に残りの7割をかけるように意

識しましょう。

また、足が着地するとき、なるべく恥骨（79ページを参照）を前に出すようにしてください。

恥骨を前に出すと、首が上に伸びて、からだが浮き上がるように感じられるはずです。

さらに足を運ぶときは、足の指のうち、親指以外の4本で地面を蹴るように意識すると、足底がよく動くようになります。試しに、足の親指以外の4本の指を意識して、その場で動かしてみてください。足底が動いているのが、わかると思います。

足底の筋肉の動きは、脚の縦筋から上半身の縦筋へと連動していくので、全身の縦筋を発達させるのに大きな効果を発揮します。

かかとに重心をおき、恥骨を前に出せば、足底からの力が上半身の縦筋に伝わって、首まで伸びていくのです。

「歩き方を変えるのって、むずかしそう……」と感じる人も多いかと思います。

でも、大丈夫。「足首ほぐし」でやわらかい足首になれば、正しい歩き方がラクにできるようになります。

足の指もよく動くようになるので、少し歩いただけでも代謝や血流がよくなるんです。代謝と血流がよくなれば、すでにお話ししたとおり、肌もキレイになるし、ヤセやすく、そして健康にもなれます。

みなさんも、正しい歩き方で、ヤセやすいからだを手に入れてください。

「ポッコリお腹」の原因は下半身の歪みだった!

なぜ食事制限してもお腹はヤセないのか

みなさんのなかにも、ポッコリと出た下腹《したばら》に悩んでいる方が、多くいらっしゃるのでは?

私のサロンに来店されるお客様にも、

「がんばって食事制限して体重は落ちたけど、お腹だけはポッコリしたままなのが悲しいんです」

「毎日、腹筋運動をしても、やっぱりお腹は引っ込まない。どうして？」

という方が、たくさんいました。

じつは、ポッコリお腹の原因は、下半身にあります。

お腹が出ているからといって、お腹のエクササイズばかりをやっても効果は出ません。下半身の歪みを改善して、縦筋を働かせないと、ポッコリお腹は引っ込まないのです。

なぜなら、お腹の下には、腸などの内臓があり、これを支えるのにも縦筋が必要だからなんです。足底から股関節まで歪みがなく、正しくからだが上に伸びているなら問題はありません。

ところが、縦筋が衰えたり、股関節や脚に歪みがあると、上半身がうまく支えられずに沈んでしまいます。恥骨がうしろに引っ込み、尾骨や坐骨が下がって、骨盤が広がってしまうのです。

☆へこみお腹さんは脚スラリ！

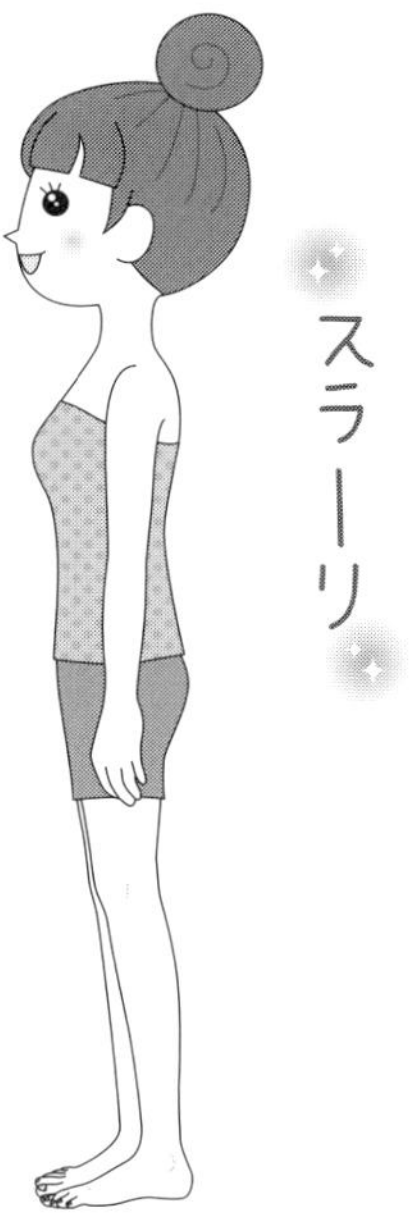

足底から股関節まで歪みがなく、足底の力が「縦筋」によって正しく上半身まで伝わり、からだがきちんと上に伸びていれば、自然とお腹は引っ込む。

☆ポッコリお腹さんは歪み脚

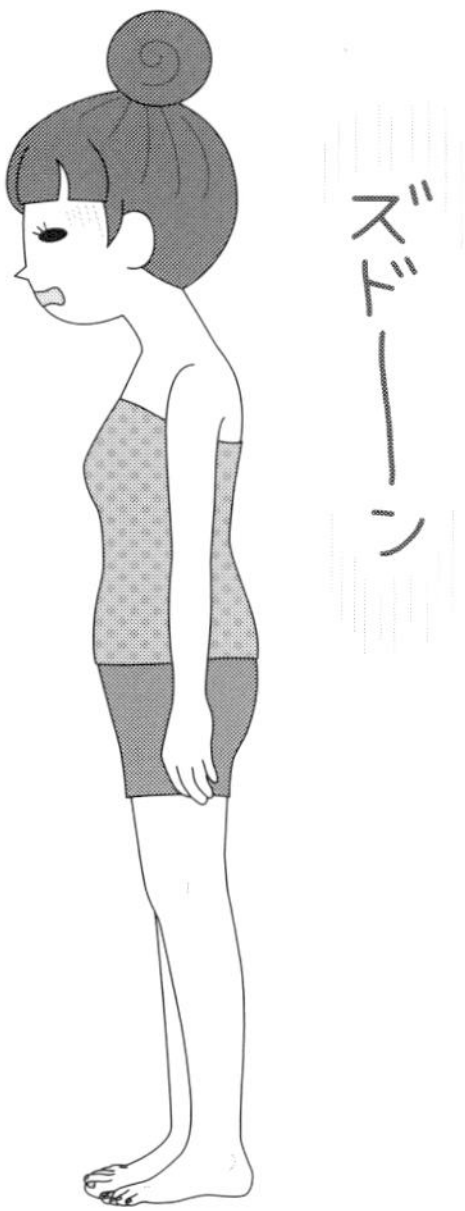

脚や股関節に歪みがあり、下半身の「縦筋」が衰えていると、上半身の重みでお腹が出てくる。

COLUMN

足首がやわらかいとホルモンの働きがよくなるんです！

「足首ほぐし」を続けていると、ホルモンのバランスも整ってきます。とくに、卵巣ホルモンの働きがよくなって、生理不順や生理痛が改善されてくるのです。

だから、イライラしなくなって、いつも気分よく穏やかでいられるようになります。

すでにお話ししたとおり「足首ほぐし」で足首をやわらかくすると、下半身の歪みがとれます。からだに無理な力がかからなくなって、関節がスムーズに動くようになるんです。

じつは、関節のなかで卵巣ホルモンに強く関係しているのが、股関節。股関節が歪んでいると、近くにある卵巣に悪い影響を与えてしまいます。卵巣ホルモンの働きが悪くなって、生理痛や生理不順、イライラなどが起きやすくなるのです。

でも足首がやわらかくなれば、足底でバランスよくからだを支えられるようになるので、股関節への負担が軽くなります。

歪みがとれて、股関節が軽く動くようになるので、卵巣への悪影響もなくなるのです。

さらに、背骨が上に伸びることで、内臓が引き上げられます。子宮や卵巣を上から押さえつけていた内臓が引き上がることで、子宮や卵巣への負担が軽くなってきます。

ちなみに、股関節のそばにある仙骨と尾骨には、自律神経が通っています。この自律神経は、子宮や卵巣に影響を与えているので、仙骨や尾骨が歪んでいると、子宮や卵巣の働きも悪くなります。

「足首ほぐし」で足底からバランスを整えていけば、仙骨や尾骨の歪みもとれていきます。自律神経がよく働くようになるので子宮や卵巣の働きもよくなるのです。

こうなると、内臓も支えられなくなって、内臓が下がり（内臓下垂）、お腹が出てきてしまいます。

また、脚が歪んで縦筋が衰えると、姿勢も悪くなります。すると、上半身が前に傾いてしまうため、肺が圧迫されて広がりにくくなります。息を吸い込んだとき、肺に充分に空気がたまらず腸に空気がたまって、お腹がさらに前にポッコリと出てきてしまうのです。これが、ポッコリお腹の正体です。

姿勢の悪い人、背すじがピッと伸びていない人は、お腹が出てきます。年をとって縦筋が衰えている人、ひざや腰が曲がっている人も、お腹が出てきます。

上半身を下半身できちっと支えられて、からだを上に伸ばすようにしなければ、お腹はなかなか引っ込まないのです。

うまくからだが伸びないのに、腹筋運動で筋肉をつけても効果はありません。むしろ、硬い横筋ができてしまいます。

お腹を引っ込めたいなら、まず下半身から。

「足首ほぐし」でひざ下からバランスを整えて、歪みを正して縦筋が働くようにしましょう。

足底からの力が上半身にきちっと届くようになれば、姿勢がよくなり背すじも伸びて、内臓下垂も改善されます。

上半身の重みで内臓が出てくることもなく、お腹が引っ込んでくるのです。そして、上から押さえつけられることもなくなるので、腸の働きもよくなり、便秘も解消してきます。

「足首ほぐし」で、ポッコリお腹もすっきりとしてくるんですよ！

「足首が締まれば、ウエストが締まる」これがからだの法則です

身長が「上に上に」と高くなる

「足首ほぐし」で脚の歪みをとって、しなやかな縦筋ができてくると、上半

身もまっすぐ伸び上がるようになってきます。

足底から伸び上がる力は、足首↓ひざ↓股関節へと、ちゃんと伝わるようになるからです。

この力は、骨盤から背骨へも伝わります。すると、上半身にある縦筋も刺激されて、正しく発達するようになるのです。

上半身が姿勢よくなるのはもちろん、身長も高くなってきます。みなさんの中に「若いころに比べて背が低くなっちゃった」という方いませんか?

背が縮んでしまう理由は、まず、姿勢の悪さによるもの。そして、背骨を構成する、骨と骨の間が短くなってしまうことも原因です。

下半身がしっかりしていないと、頭の重みによって、背骨に負担がかかってしまいます。背骨を構成する骨と骨の間がつまった状態になって、背骨が縮んでしまうのです。

背骨を構成する骨は椎骨《ついこつ》といい、33個の椎骨が組み合わさって1本の背骨を作っています。そして、横から見ると、ゆるやかなS字カーブを描いています。この椎骨は脊柱起立筋《せきちゅうきりつきん》という、背骨を上に伸ばす縦筋で支えられています。

この脊柱起立筋が正しく働いていないと、背骨が縮んで背も低くなってしまうのです。

「足首ほぐし」で下半身がしっかりしてくれれば、足底から伸び上がる力が上半身まで正しく伝わって、脚だけでなく上半身の縦筋も刺激されます。脊柱起立筋も発達して、姿勢がよくなり、つまっていた椎骨の間も開いてくるのです。

だから、背が高くなるのです。

ウエストのくびれをつくる骨の不思議

背が高くなるだけではありません。脊柱起立筋などの上半身の縦筋が刺激されることで、ウエストにくびれができるのです。

縦筋が働いていない人は、背骨が縮むだけでなく、肋骨も下がってきます。

縦筋で肋骨が支えられないからです。すると、ウエストにくびれがなくなってしまうのです。また、肋骨が下がると、逆に、肩甲骨は本来の位置よりも上がって〝いかり肩〟になってしまいます。

ウエストのくびれをつくるのは、肋骨《ろっこつ》と骨盤の距離なんです。この距離が短くなると、どんなにダイエットしても理想的なくびれはできません。

肋骨と骨盤の間には、背骨以外に骨はありません。だからウエストは、本来なら細くて当たり前のはずなんです。でも、肋骨と骨盤の間が短くなると、くびれる余裕がありません。

くびれがなくて悩んでいる人は、背骨が縮んで、肋骨が下がっている人なんです。足底から伸びる力が上半身まで届いてないし、姿勢も悪い。ひざや腰が曲がって、からだが前のめりになっています。

背骨が縮んで、肋骨が下がっているのです。

さらにひどくなると、肋骨の下側が台形のように開いてきてしまいます。くびれがなくなるだけでなく、胴まわりまで太くなってしまうのです。

★「ウエストのくびれ」って
どうやってできる？

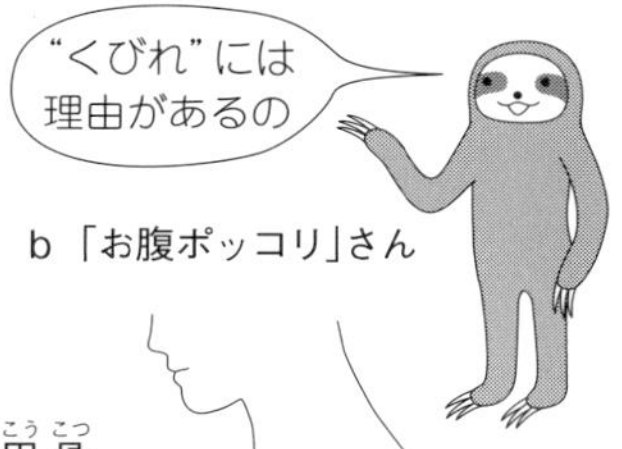
“くびれ”には
理由があるの

a「くびれウエスト」さん　　b「お腹ポッコリ」さん

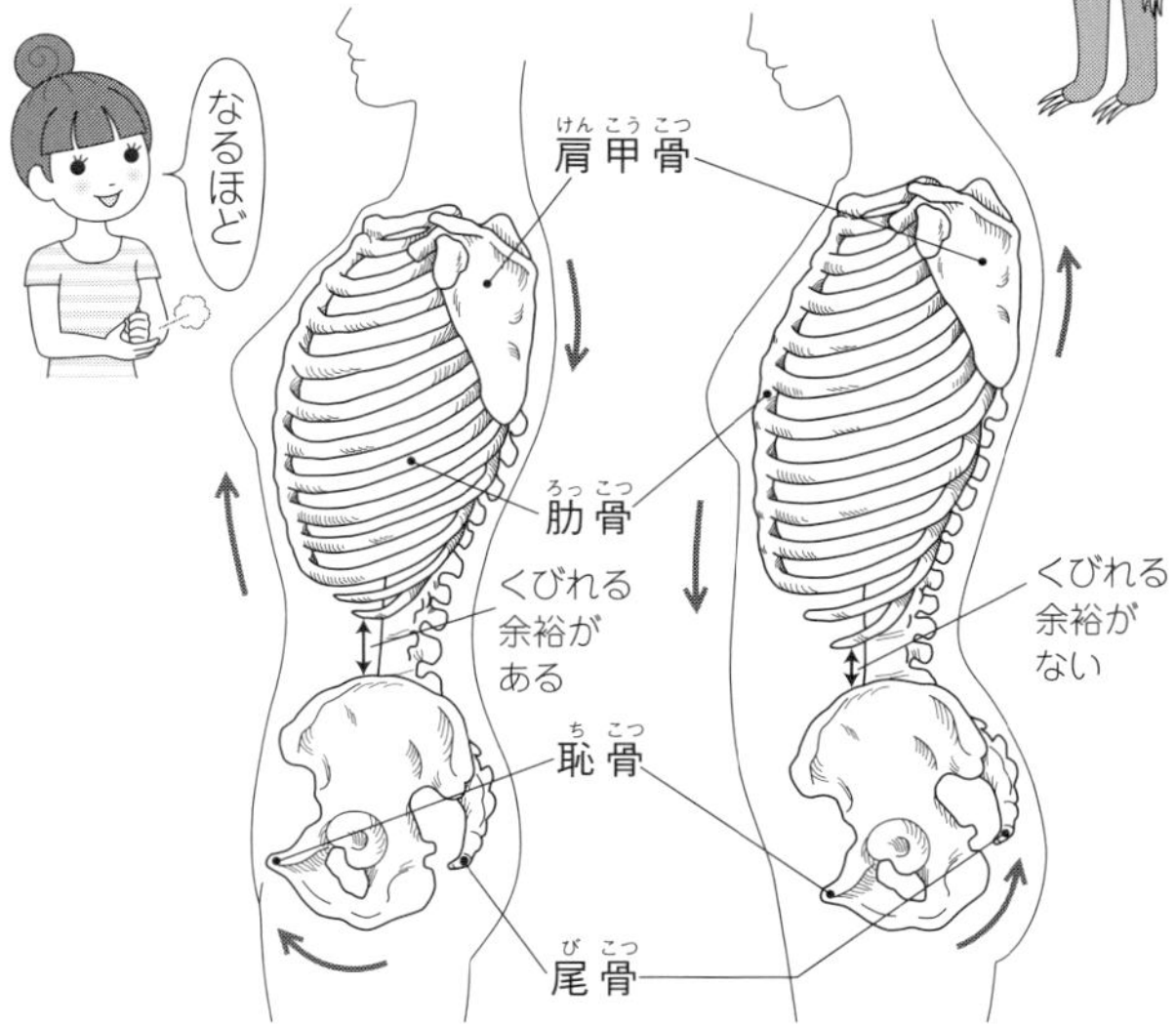
なるほど
肩甲骨《けんこうこつ》
肋骨《ろっこつ》
くびれる
余裕が
ある
くびれる
余裕が
ない
恥骨《ちこつ》
尾骨《びこつ》

縦筋が働いて、からだが伸び上がれば、腸骨も傾むかなくなります。恥骨が前に出て、尾骨や坐骨が引っ込み、ヒップも小さくなります。肋骨が上がり、お腹がへこんで、ウエストのくびれができるのです。また、バストアップもして、肩甲骨が下がりキレイな首と背中になります。

縦筋が働かずにからだが沈むと、上半身の重みで腸骨が前に傾いてきます。恥骨が奥に引っ込み尾骨と坐骨がうしろに突き出て、ヒップが大きくなるのです。助骨が下がって、くびれがなくなり、お腹も出てきます。バストも下がり肩甲骨は上がって首が短くなります。

「足首ほぐし」で内臓機能がアップ！デトックス効果まで！

COLUMN

「病気でもないのに、なんとなくからだの調子が悪い」と感じている人は、足首が硬くなっているかもしれません。とくに、胃腸の弱い人は、足首が硬くなっていて、からだの縦筋が衰えている可能性があります。

これまでお話ししたとおり、足首が硬いと、上半身を足底でしっかり支えることができません。縦筋が衰えて、頭をまっすぐ上に伸ばすことが難しくなるのです。

そうなると、頭の重みで背骨が縮まって、内臓まで下がってきてしまいます。これが、内臓下垂です。

内臓下垂になると、胃腸が圧迫されます。便秘になったり、ガスが溜まったり、また逆に下痢になったりするのです。

そして、背骨を通っている、胃腸をコントロールする神経も圧迫されてきます。その結果、胃と腸が鈍感になって、食べ過ぎたり、消化不良を起こしたりするのです。

胃は、3日で大きくなるといわれています。食べ過ぎが続くと、胃がどんどん大きくなって、どんどん太ってしまいます。

また、背骨が縮んで頭が沈んでくると、猫背になり、肺も圧迫されてきます。呼吸が浅くなるから、新鮮な酸素を大きく吸い込むことが、難しくなります。

そうすると、代謝も悪くなるし、脳の働きも悪くなるのです。

さらに、肝臓や腎臓の働きも悪くなるので、老廃物が排出されにくくなってしまいます。

「足首ほぐし」を行えば、足底から縦筋が働いて、背骨も正しいS字カーブになり、内臓も引き上がります。胃腸や肺、肝臓や腎臓などの調子がよくなってくるんです。

肋骨の下側が開くと、バストも垂れてしまいます。

でも「足首ほぐし」で足底から自然にまっすぐ伸び上がれるようになれば、背骨が伸びて、前かがみの姿勢もよくなります。

肋骨と骨盤の距離も離れてきて、ウエストがくびれるようになるんです。開いた肋骨も閉じてきて、アンダーバストも細くなります。姿勢がよくなり、肩が自然とうしろに引かれて、バストも上向きになります。

この不思議なメカニズムは、99ページのイラストをみれば一目瞭然。年とともに気になってくる首から肩にかけてのラインもすっきりキレイになります。「足首ほぐし」は、ウエストくびれとキレイなバスト、首から肩の美しいラインが手に入ってしまう、すごいエクササイズなんです。

足首が細くなれば首が細くなる、だから顔が小さくなる！

顔が小さくなるすごいメカニズム

「足首ほぐし」を続ければ、首が細く長くなって、顔まで小さくなります。顔と足首はすごく離れているので「本当に関係あるの？」と思う人もいるかもしれません。

でも、本当なんです。

10代のときに比べて、なんとなく顔が大きくなったと感じている人は、意外と多いと思います。年をとると顔が大きくなるのは、からだが歪んで、縦筋も衰えているからです。

重い頭を縦筋で持ち上げることができずに、首に余分な力がかかってしまうのです。そうすると、首まわりに筋肉がついて、太くなってきます。エラが張ってくるのです。

さらに、余分な硬い筋肉（横筋）によって、血液やリンパの流れが悪くなって、首や肩まわりに余分な脂肪やセルライトがつき、二重アゴになってしまいます。

また、頭の重みを首でまっすぐに支えられないと、からだが前かがみになって、自然とうつむき加減になってしまいます。そうなると、顔の皮膚はどんどんたるんでくるのです。

顔のムダ肉や、たるみをとるためには、首をまっすぐ上に伸ばせるようにしなければダメ。

首をまっすぐ持ち上げる筋肉（胸鎖乳突筋《きょうさにゅうとつきん》など）や、頭を持ち上げる筋肉（側頭筋《そくとうきん》など）は、しなやかな縦筋です。

からだに歪みがなく、足底からの力が背骨を通して、頭までちゃんと伝わっていれば、これらの縦筋だけで頭を支えられるのです。

頭を縦筋で支えられるようになれば、首や顔がキュッと引き上げられて、

★縦筋が発達すると…

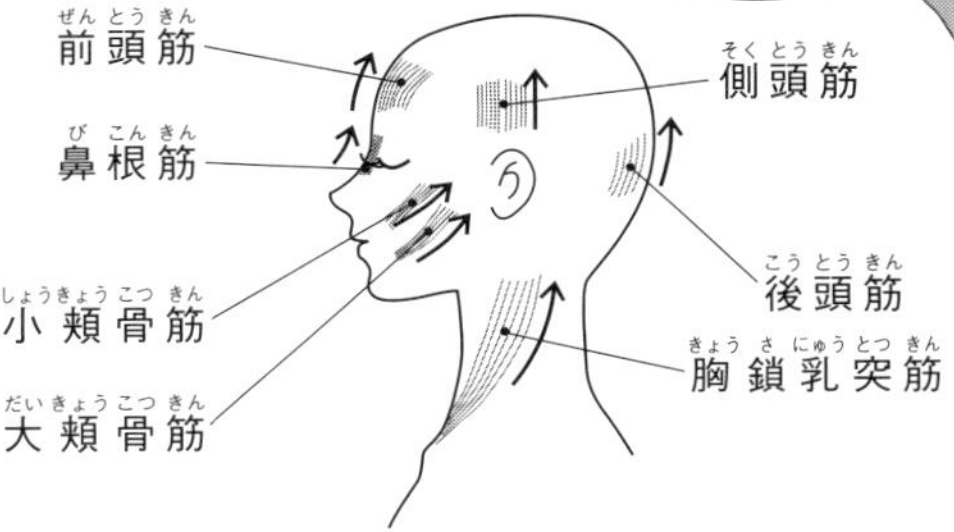
前《ぜん》頭《とう》筋《きん》
鼻《び》根《こん》筋《きん》
小頬《しょうきょう》骨《こつ》筋《きん》
大《だい》頬《きょう》骨《こつ》筋《きん》
側《そく》頭《とう》筋《きん》
後《こう》頭《とう》筋《きん》
胸《きょう》鎖《さ》乳《にゅう》突《とつ》筋《きん》

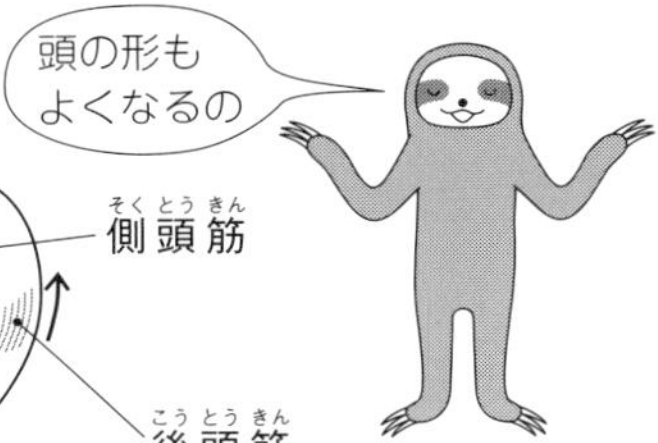
頭の形も
よくなるの

足の底から下半身、そして上半身までの「縦筋」が正しく働くようになると、首や頭、顔の縦筋も発達する。首をまっすぐ持ち上げる縦筋(胸鎖乳頭筋)、頭を持ち上げる縦筋（側頭筋など）によって、首が細く長くなり、小顔になれる。とくに顔の頬にある「小頬骨筋」と「大頬骨筋」は、顔を斜めうしろに持ち上げて、フェイスラインを引き締める。

★側頭筋が発達すると…

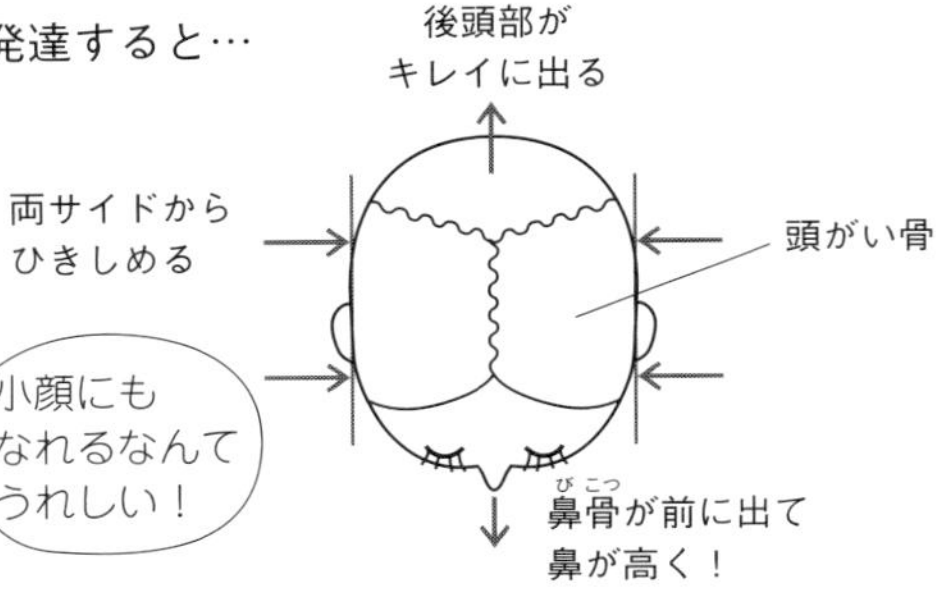
後頭部が
キレイに出る
両サイドから
ひきしめる
頭がい骨
鼻骨《びこつ》が前に出て
鼻が高く！

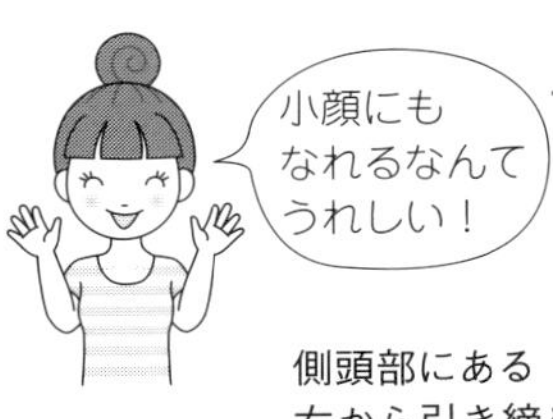
小顔にも
なれるなんて
うれしい！

側頭部にある「縦筋」（側頭筋）は、頭蓋骨を左右から引き締める。すると、鼻骨が前に出て鼻が高くなってくる。また、後頭部がうしろに出て、頭の形がよくなってくる。

引き締まってきます。そして、肌にハリが出てきます。

また、背骨を伸ばす脊柱起立筋は、首や頭蓋骨までつながっています。

だから、縦筋である脊柱起立筋が正しく働くようになると、背骨だけでなく、首の骨を構成するパーツ（頸椎《けいつい》）の間も開いていきます。96ページでご説明した〝背骨のつまり〟がとれるのと同じように〝首のつまり〟もとれていくんです。

こうなれば、首が上に伸びて、細くなります。

さらに、頭にある縦筋（側頭筋）が発達すると、頭蓋骨を両サイドからキュッと引き締めるように持ち上げてくれます。下膨れや横に広がった顔が、細面《ほそおもて》の卵型になっていくのです。

首と頭の縦筋をしっかり働かせて、姿勢をよくするには、足底の力を正しく頭まで伝えること。頭をバランスよく両足で支えることが大事なんです。

「足首ほぐし」で下半身の歪みをとって、脚↓背骨↓首↓頭と、正しく縦筋が働くようになれば、自然と首がまっすぐ伸びて細くなり、顔も引き締まってきます。

「足首ほぐし」は、マッサージのような顔のみにアプローチする方法とはまったく違うリバウンドしない小顔づくりの方法なんですよ！

「肩コリ」「首コリ」…足首をほぐすと同時にほぐれます！

「肩コリ・首コリ」の原因、硬い筋肉をほぐします

「足首ほぐし」を行うことで、肩や首もラクになります。

すでにお話ししたように、足首が硬いと、縦筋が衰えて、上半身まで縮んできてしまいます。首の重さを両脚でバランスよく支えることができなくなって、姿勢がどんどん悪くなり、頭部が下がってくるのです。

そうすると、首や肩の骨や筋肉に負担がかかって、リラックスできません。首まわりに硬い筋肉ができてしまって、血行も悪くなります。だから、肩コリや首コリになるんです。

縦筋が弱いと、立っているときはもちろん、デスクワークなどで座っているときも、頭がしっかりと上がりません。

また、足首が硬いと、歩くときに着地の衝撃をうまく吸収することができず、ひざや腰、さらに背中や肩、首にまで衝撃が伝わってしまいます。

この衝撃は、ひざや腰を痛めるだけでなく、肩や首まで痛めてしまうのです。

「足首ほぐし」で足首をやわらかくすれば、歩くときにもひざ、腰、肩や首に負担がかかりません。からだを上に伸ばす縦筋がよく働いて、背骨がまっすぐ伸び、頭もしっかり持ち上がるからです。だから、肩コリや首コリもなくなるし、ひざや腰、背中の痛みもラクになるんです。

肩コリや首コリを放っておくと、肩や首の骨が歪んできたり、首や肩にムダな横筋ができてしまいます。これらの歪みやムダな筋肉は、血流を悪くしたり、神経の伝達も悪くします。

とくに、首は重要です。脳に血液を送る血管や、脳からの命令をからだに伝える神経が通っているからです。

首がまっすぐ上がらないと、頭がうまく働かないし、脳でからだをコントロールしにくくなってしまいます。さらに、頭痛や貧血《ひんけつ》になったりもします。

また、首や肩の筋肉が緊張していると、顔の筋肉まで動きにくくなります。そうなると、表情が硬くなってしまうんです。ムスッとした暗い顔になってしまいます。

「足首ほぐし」で足から整えていき、姿勢よく首までラクラク伸びるようになれば、脳の血流もアップ。からだをコントロールする神経も、よく働くようになります。頭もからだもよく動くようになるんです。

表情が豊かに明るくなって、魅力的な女性になれますよ！

足首をほぐすとからだもこころもハッピーになる

これだけではありません。疲れにくくなって、体調もアップするんです。

足首をほぐすと、足底からからだをスーッと真上に伸ばせるようになります。立つときも歩くときもすごくスムーズ。だから、からだが軽く感じられるようになるんです。

からだが重く感じるときは、たいてい、姿勢が悪かったり、からだが歪んでいたりするもの。本当は使う必要のない筋肉や関節に、負担がかかってしまいます。筋肉が緊張したり、関節に無理な力が加わったりするので、すぐ疲れてしまうんですね。

さらに、足首をほぐしてからだを上に伸ばせるようになると、自然と気持ちまでウキウキしてきます。

こころの向きと、からだの向きは同じなんです。人は、うれしいときはからだを上に伸ばし、逆に落ち込んでいるときはからだが下に沈むものです。だから、からだを上に伸ばす「足首ほぐし」がこころにも効くのです。

Chapter 4

O脚・X脚…脚の歪みにすぐに効く!

足首ほぐし

〜レベルアップ編〜

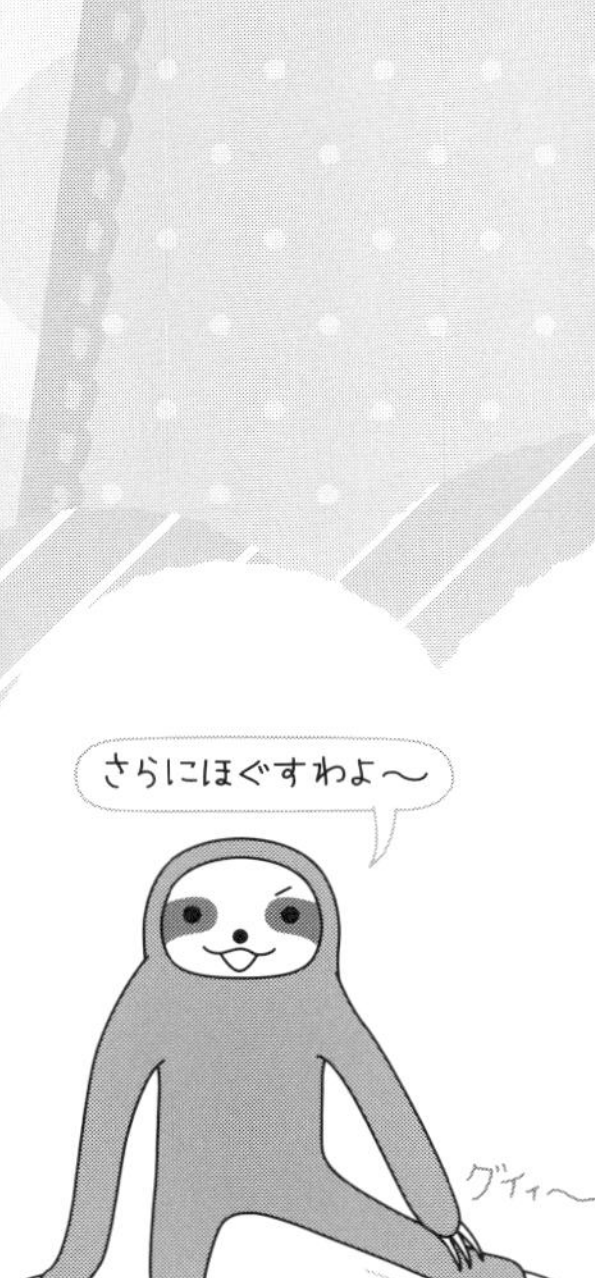

うつぶせ寝くるぶし体操

足首をゆるめて、血行UP!

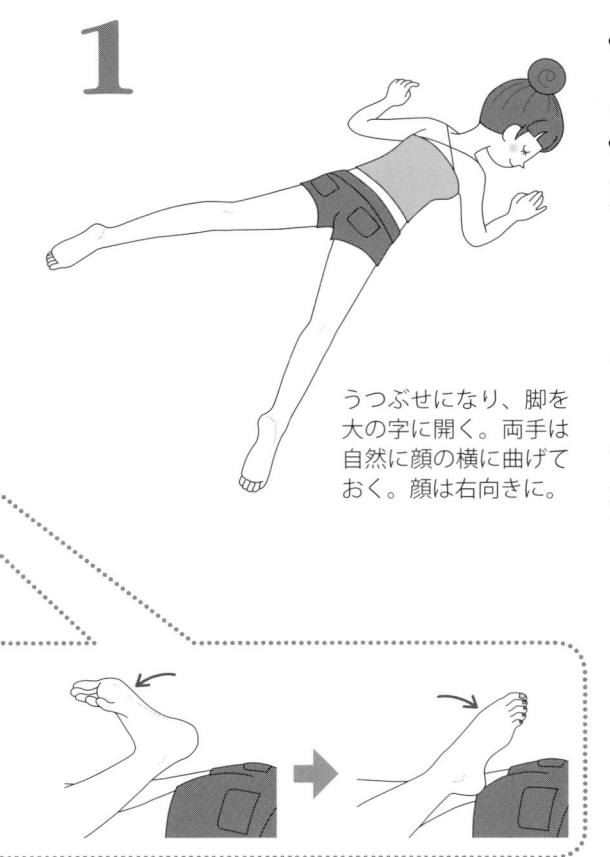

1

うつぶせになり、脚を大の字に開く。両手は自然に顔の横に曲げておく。顔は右向きに。

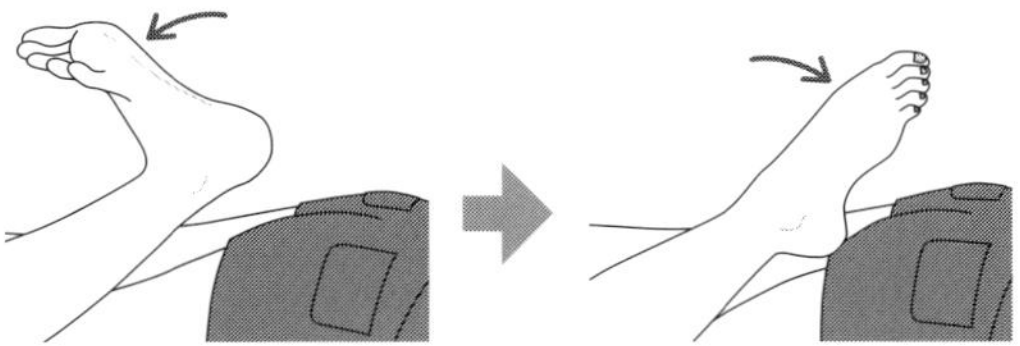

2

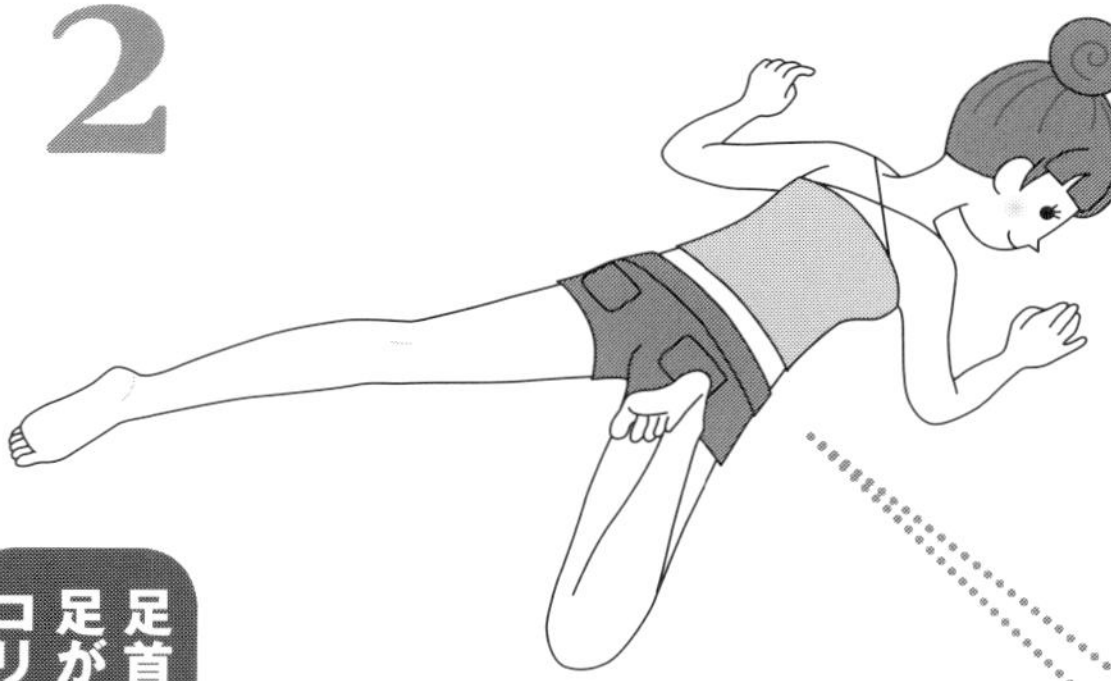

足首をゆるめて、血行をよくする体操です。足がむくみやすい人におすすめ。首コリや肩コリも改善します。

右脚のひざを曲げ、かかとを立てるようにして伸ばし、お尻にできるだけ近づける。お尻にかかとを付けるようなイメージで。次につま先を丸めるようにして、お尻に近づける。「かかと→つま先」を交互に繰り返し、5セット。やり終えたら、顔を左向きにして、左足も同様に5セット行う。

かかと、つま先とも、お尻に近づけるときは、反対側の肩に向かうイメージを持つと、より近づけられるようになる。また、かかとをお尻に近づけるときは、かかとをできるだけ立てるのがポイント。

ゴロ寝かかと伸ばし

足首の内側をほぐします

1

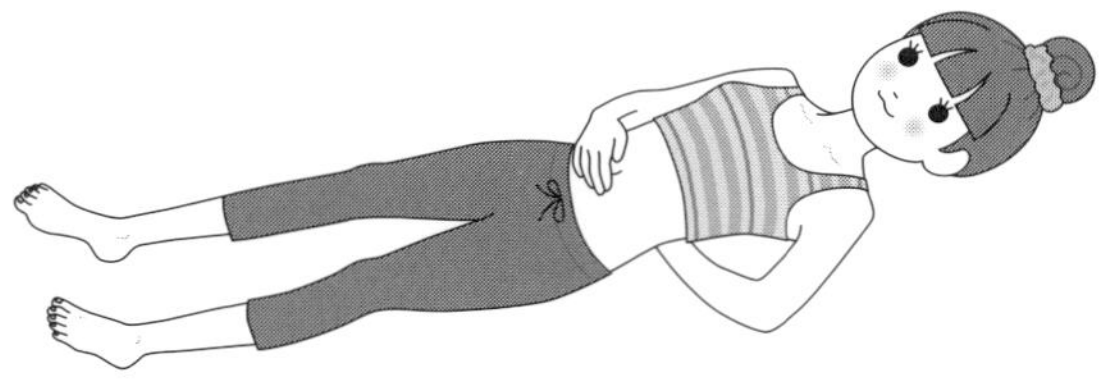

あお向けになり、両脚を肩幅程度に開く。右手をお腹の上におき、左手を背中の下に入れる。

2

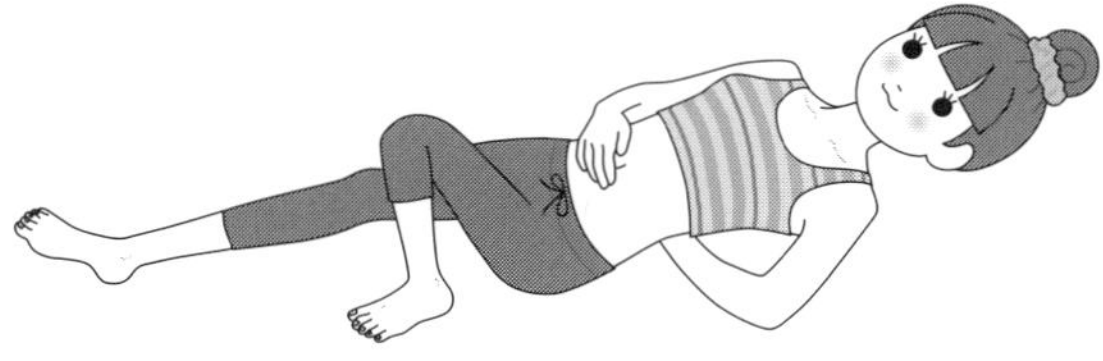

足の底で床を擦るようにして、左ひざを曲げていき、足の裏が床から離れないギリギリまで深く曲げる。

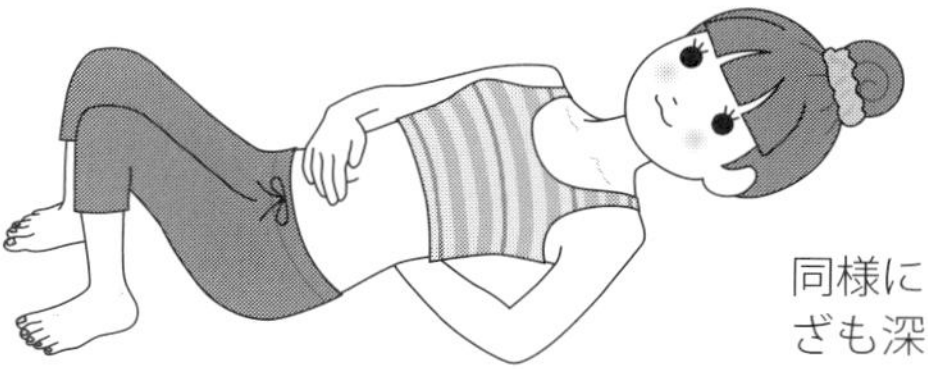

3

同様にして、右ひざも深く曲げる。

4

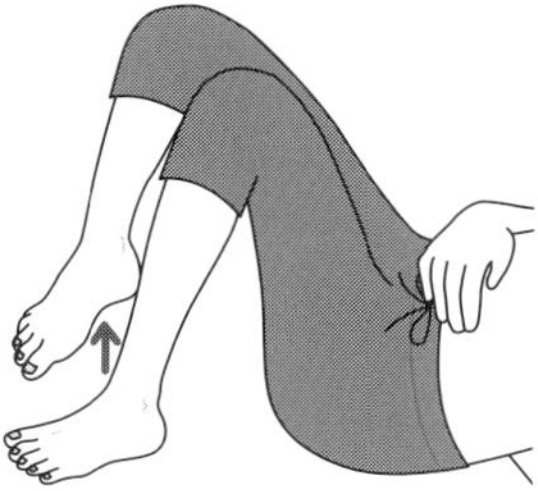

次に、右足のつま先で床を押すようにして、かかとを上げる（この動作には足の指をしなやかに鍛える効果もあり、続けるとヒールの高い靴がラクに履けるようになる）

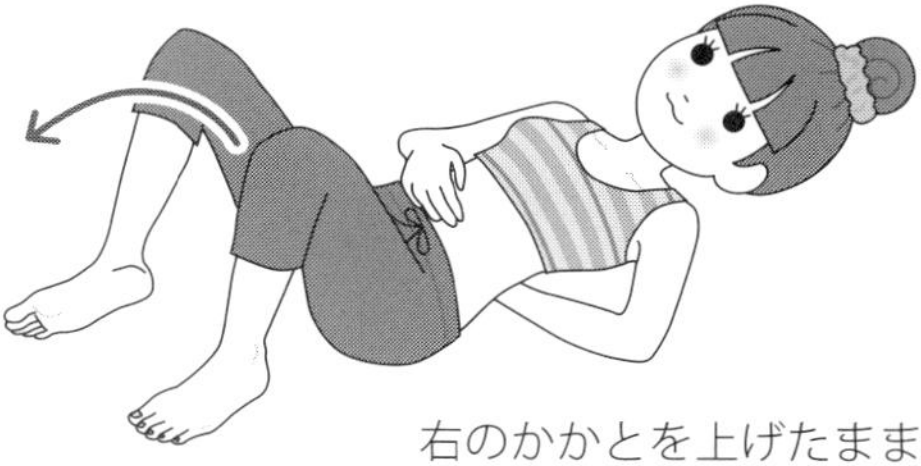

5

右のかかとを上げたまま、右脚を右側にパタンと倒す。脱力させるように倒すのがコツ。

6

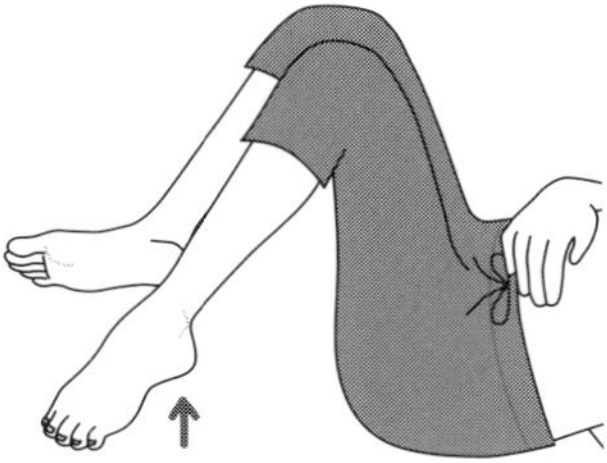

続いて、左足もつま先で床を押すようにして、かかとを上げる。

7

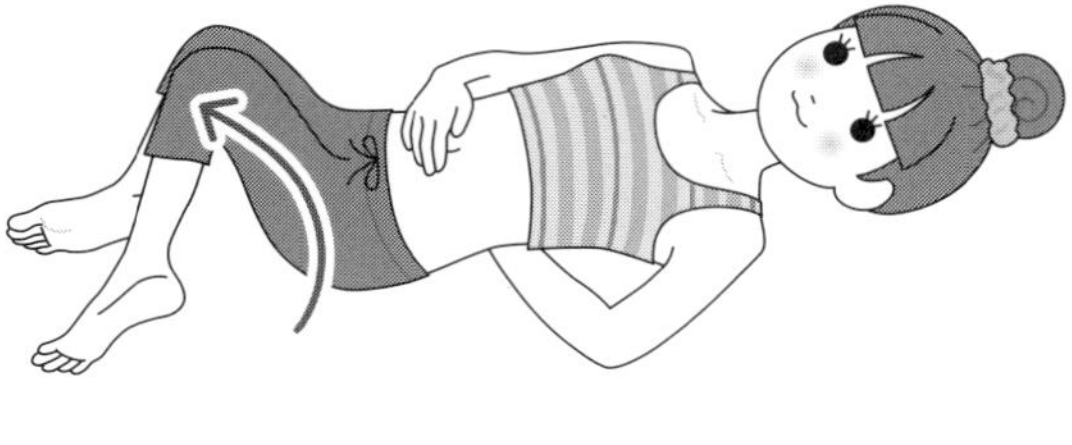

かかとを上げたまま、左脚も右側にパタンと倒す。

内側のくるぶしを伸ばします。ひざ下の内側も伸びるので、O脚が早く改善されます。背骨と首をよく伸ばすことで、ウエストの引き締めや小顔になる効果も。

8

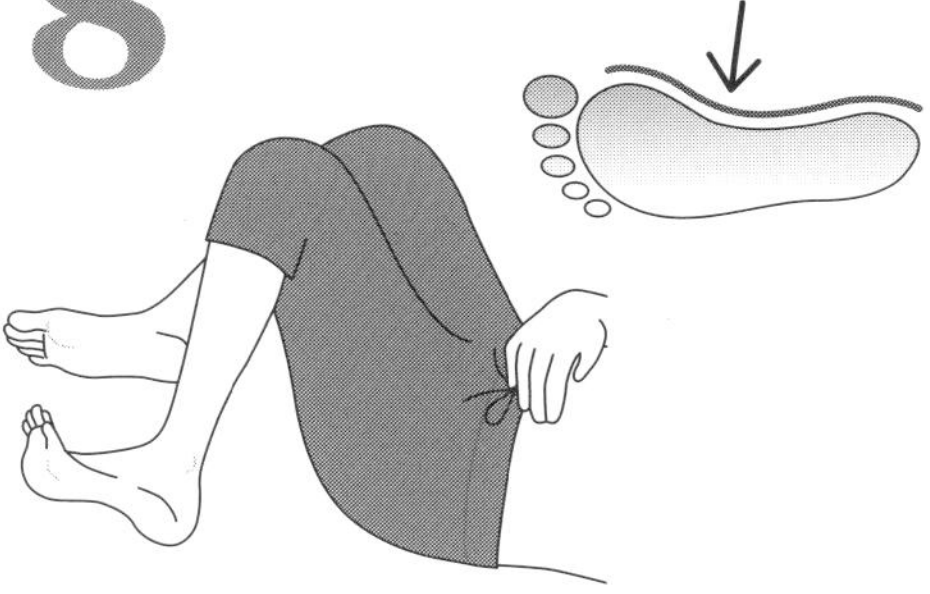

左脚を倒したまま、左足首をグッと伸ばす。スキーのエッジを立てるようなイメージで、足の内側を伸ばすようにする。

9

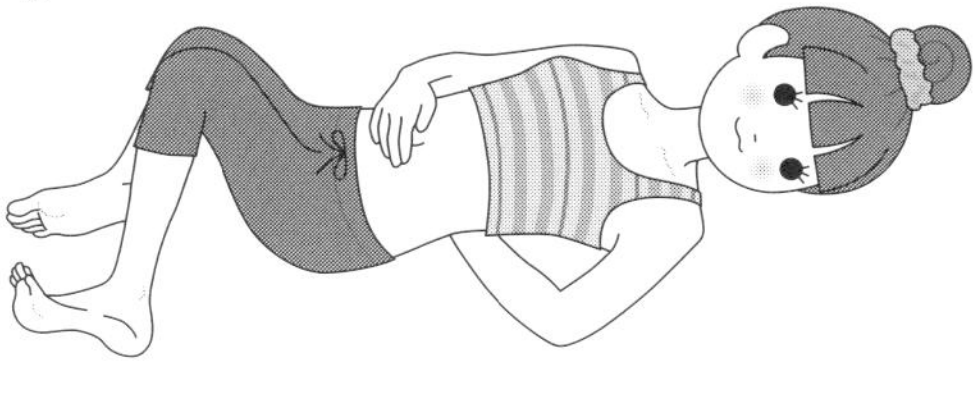

最後に、顔を左側に向ける。脚を戻し、手を替えて右側も行う。右側の場合は、最後に顔を右側に向ける。以上で1セット。これを3セット行う。

かかと伸ばし

キツイけどかなり効きます

1

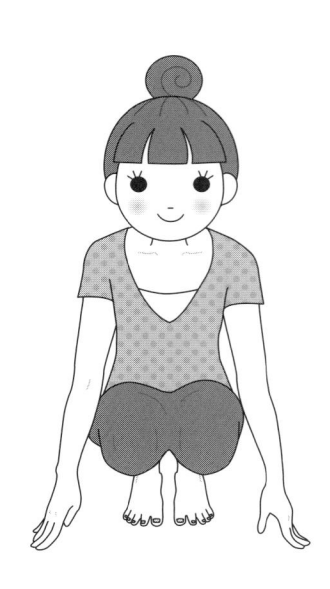

両足をそろえ、足の指を床につけ、かかとを上げてしゃがむ。両手は、親指以外の４本の指を床につけてからだを支える。

足首はもちろん、股関節の歪みも即効で改善します。足底から股関節までの「縦筋」を鍛える効果もあるから、まっすぐな脚がすばやく手に入ります。

2

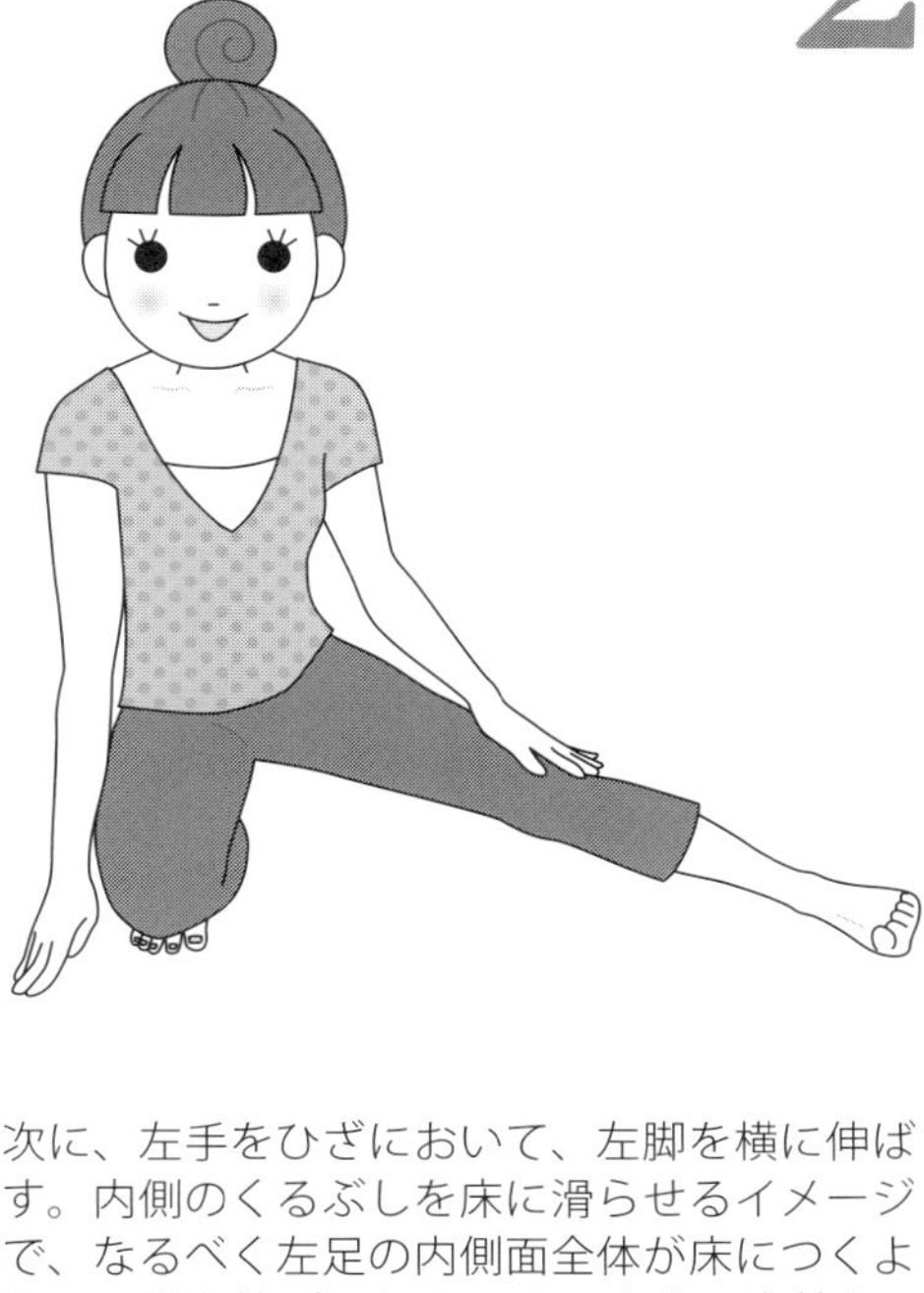

次に、左手をひざにおいて、左脚を横に伸ばす。内側のくるぶしを床に滑らせるイメージで、なるべく左足の内側面全体が床につくように。脚を伸ばしたら、そのままの姿勢を 3 秒キープして、**1** に戻る。右脚も同様に伸ばして 3 秒キープ。左右各 1 回。

カニ歩き

脚の歪みなおしの仕上げはコレで！

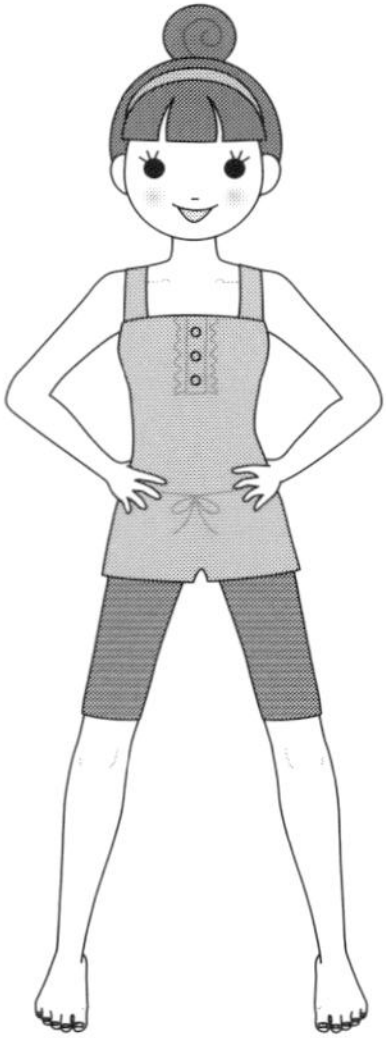

両手を腰に当てて立ち、両足をひじの幅程度に開く。左右の足が、かかとからつま先まで平行になるように。背すじを伸ばし、からだが前のめりにならないように気をつけて。

☆上からみると…

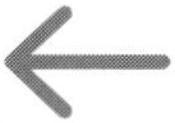

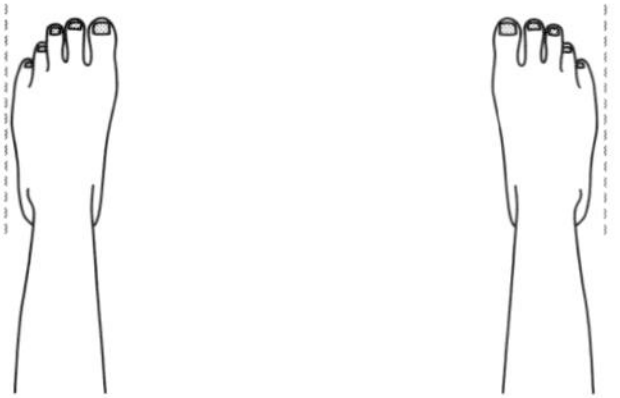

両足は平行に、まっすぐになるようにそろえる。

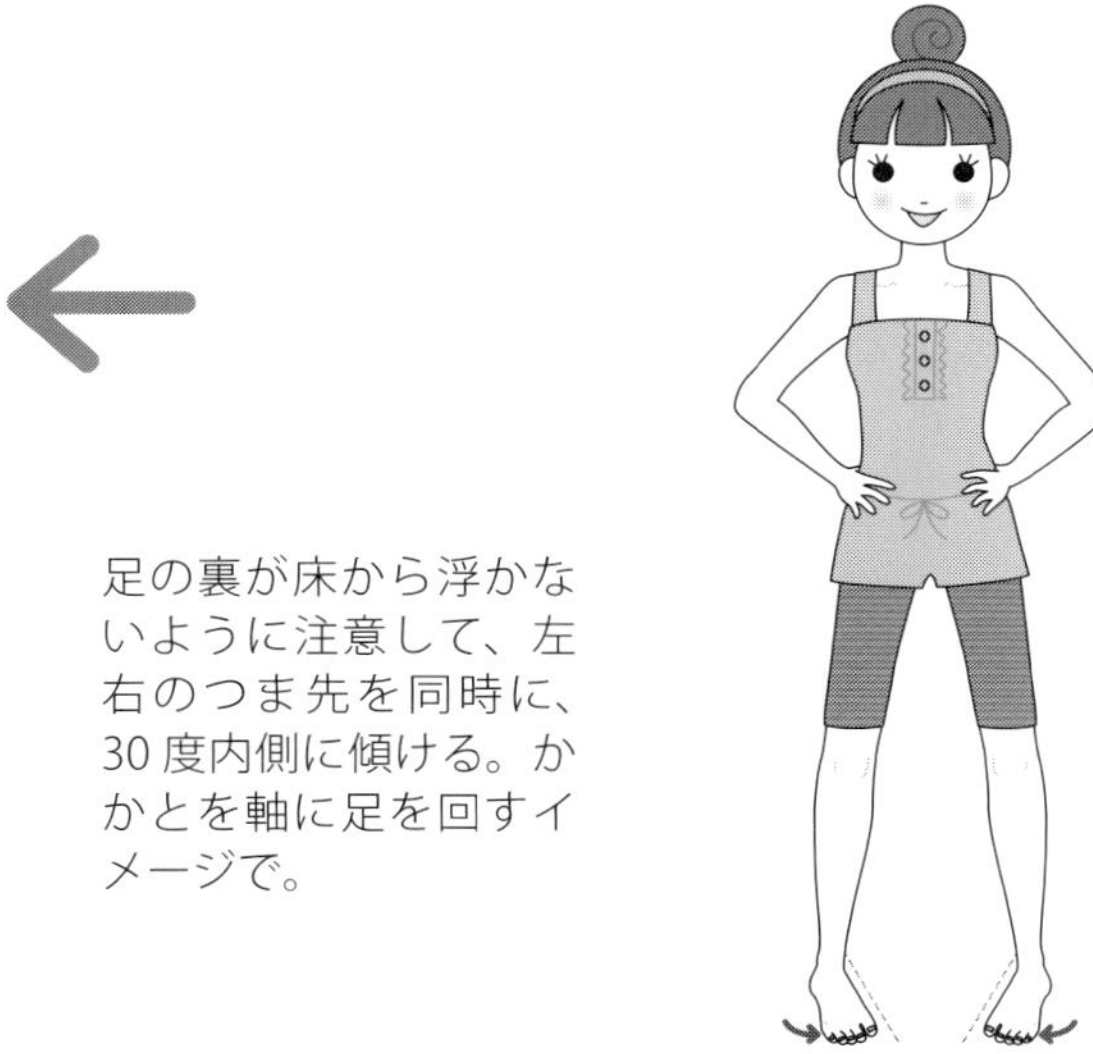

足の裏が床から浮かないように注意して、左右のつま先を同時に、30度内側に傾ける。かかとを軸に足を回すイメージで。

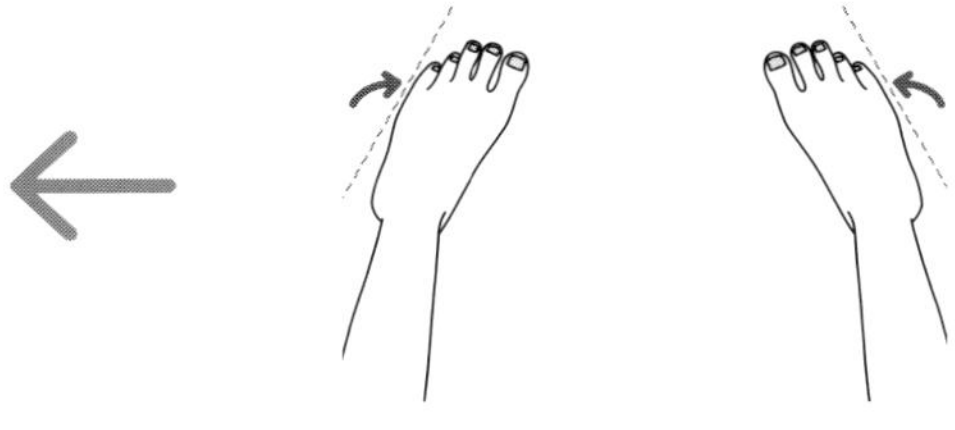

両足同時に、内側に30度傾ける。かかとを軸にして、足の底を床に擦るようにして動かす。

次に、つま先を軸にかかとを動かして、両足を平行にする。さらに、つま先を動かす→かかとを動かすの動作を繰り返して、だんだんと両足の間隔を狭めていき、両足の親指同士がくっつくまで続ける。

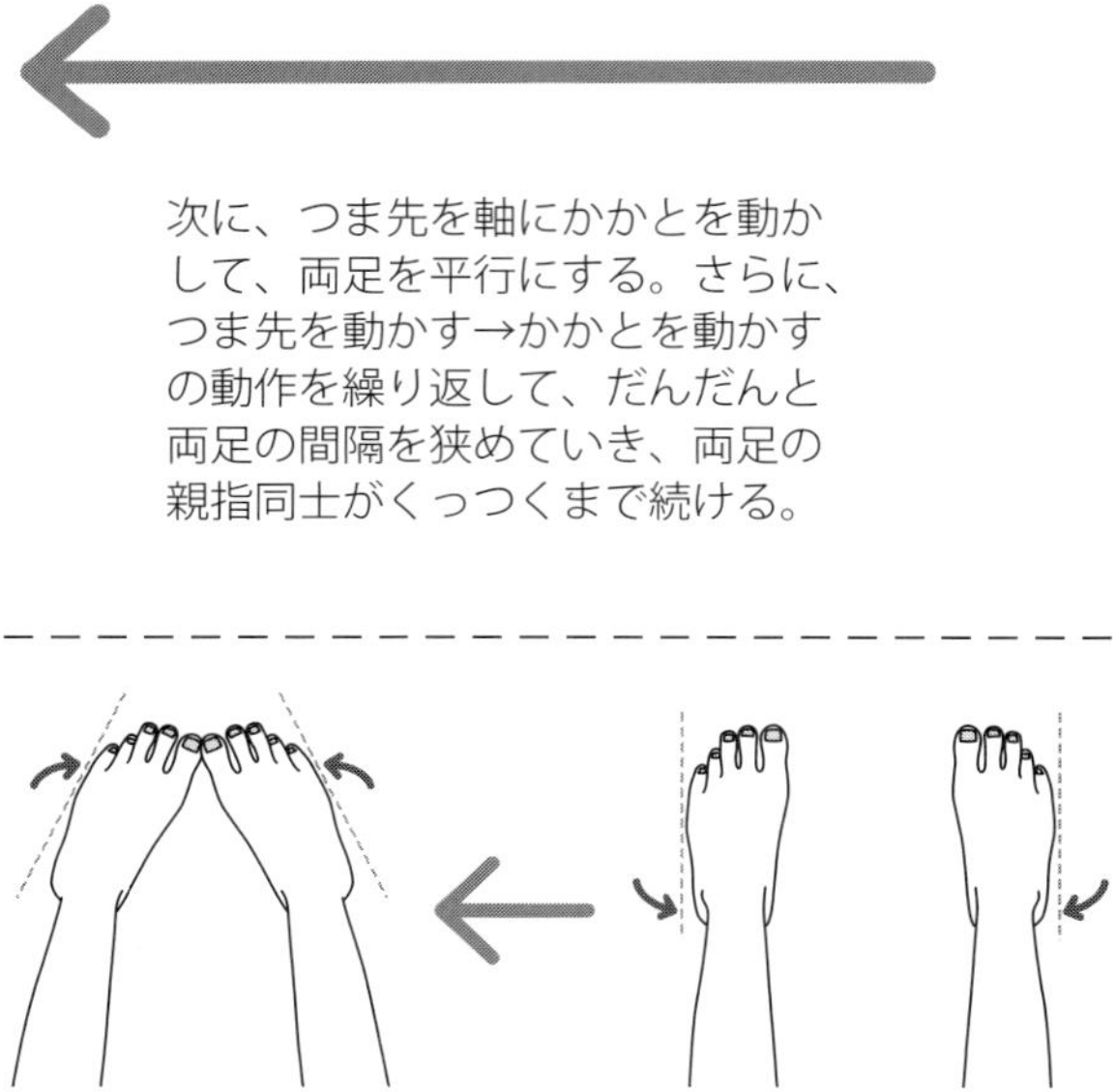

つま先を動かす→かかとを動かすを繰り返すと、両足の親指がつく。

つま先を軸にし、かかとを床に擦るように動かして、両足をまっすぐに。

O脚やX脚など脚の歪みなおし効果があるエクササイズです。上半身がゆれたり、前かがみにならないように要注意。最後にひざ裏を伸ばしてふくらはぎの内側がぴったりついているか、鏡でチェックしてみて。

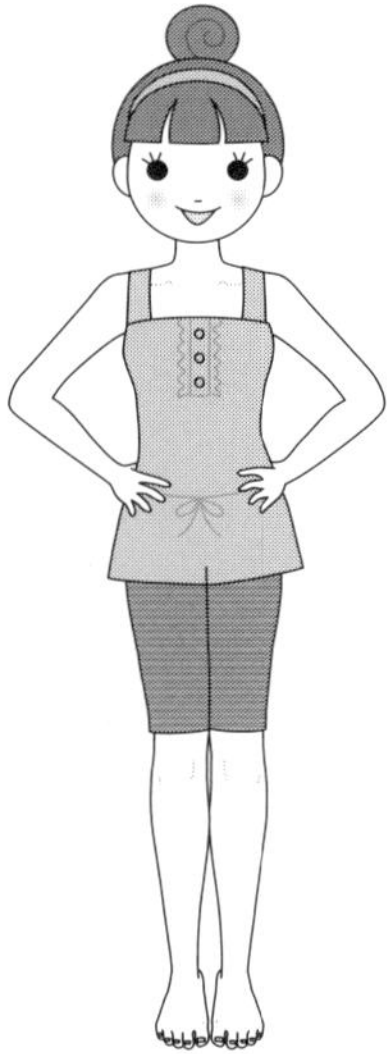

両足の親指がついたら、最後にかかとをぴったりとつけて、両足がそろったところで1セット終了。これを3セット行う。

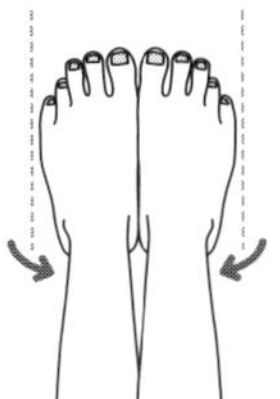

最後に、両足のかかとをぴったりとつける。

「歪みなおし足首ほぐし」のおさらい

ここでご紹介した4つのエクササイズは、「足首ほぐし」の基本エクササイズにプラスして行うと、とくに足の歪みに効果があるレベルアップ版です。足首を重点的に動かすことで、ウエストなど、気になる部分のサイズダウンもできます。さらに、肩コリなどの体調不良も改善できるのです。

レベルアップ版のエクササイズも、全部行う必要はありません。やりたいエクササイズを行うだけでも、効果があるからです。もちろん「うつぶせ寝くるぶし体操」→「ゴロ寝かかと伸ばし」→「かかと伸ばし」→「カニ歩き」の順で全部実践すれば、効果は絶大です！

でも、ここでも無理は禁物。楽しみながら、まずは自分にできる範囲でやってみましょう。エクササイズを終えたら、自分の脚がどう変わったか、鏡の前でチェックするといいでしょう。では、それぞれのエクササイズの効果をご説明します。

「うつぶせ寝くるぶし体操」は、ひざを曲げたときに恥骨（79ページ参照）が正しく前に出るので、股関節がよくほぐれて、脚の歪みが早く整います。

「ゴロ寝かかと伸ばし」は、くるぶし、ひざ下、背骨、首が同時に伸ばせるため、全身の縦筋が刺激され、ボディ全体がしなやかに細くなります。脚の内側を伸ばすので、内側の筋肉が縮んでいるO脚やXO脚の人にとくにおすすめです。

「かかと伸ばし」は、足先から足首、そして股関節までをまっすぐキレイに整えます。とくに股関節の歪みなおしには絶大な効果があります。

「カニ歩き」は、足首はもちろん、足の裏や指の神経の伝達をよくします。O脚やXO脚もすばやく修正します。

毎日のエクササイズの最後に、仕上げとして「カニ歩き」をやってみてください。はじめは離れていたふくらはぎがくっついていくのがわかるはず。

脚の歪みがとれて、まっすぐキレイな脚になっていきますよ！

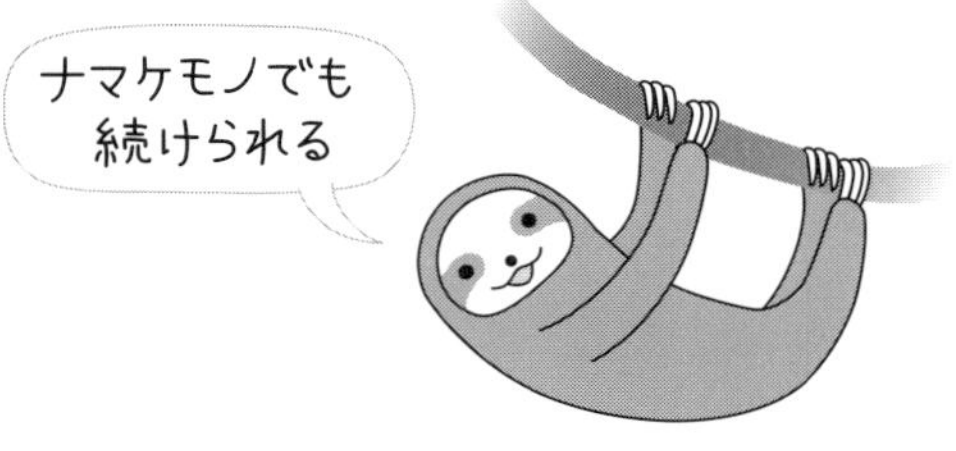
ナマケモノでも
続けられる

Chapter 5

やさしくさするだけで、血流・代謝がＵＰ！

足首ほぐしヒーリングマッサージ

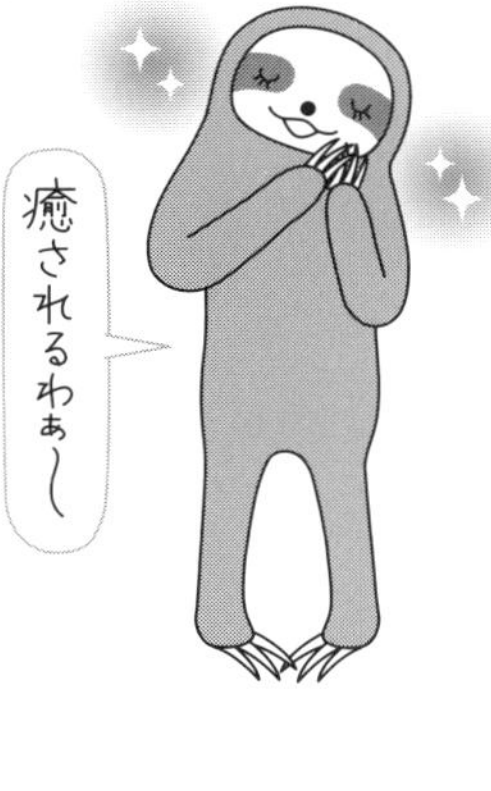

指マッサージ

足の先からポカポカしてくる！

1

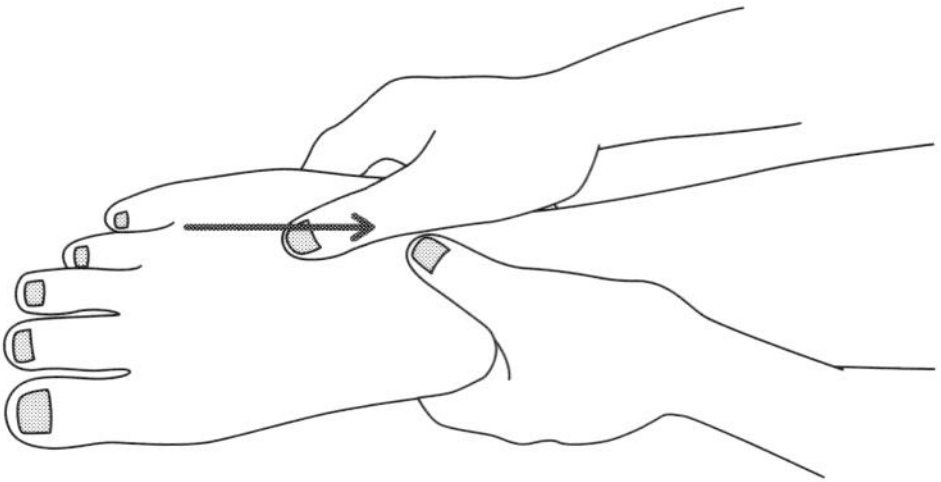

まず、足の小指と薬指の間をマッサージ。手の親指を使って、指の付け根から甲に向かって、骨の間をなでるようなイメージで。あまり力を入れずに、自分で気持ちいいと感じる程度の力加減でＯＫ。

まずは、指の骨の間をやさしくなでるようなイメージでマッサージ。リンパや血液の流れがよくなります。

2

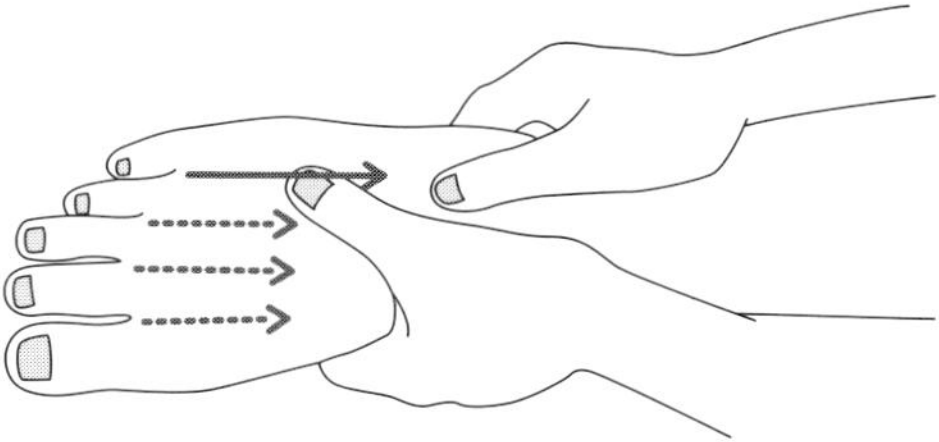

右手親指で1回なでたら、次は左手親指で、というように、1回ごとに手を替えて4回マッサージする。小指と薬指の間をマッサージしたら、次に、薬指と中指の間を4回、同様にマッサージ。さらに、中指と人差し指の間、人差し指と親指の間も、それぞれ同様に4回マッサージする。片足すべての指の間のマッサージが終わったら、今度は反対の足も同様に。

くるぶしマッサージ

足首のつまりをなくす！

1

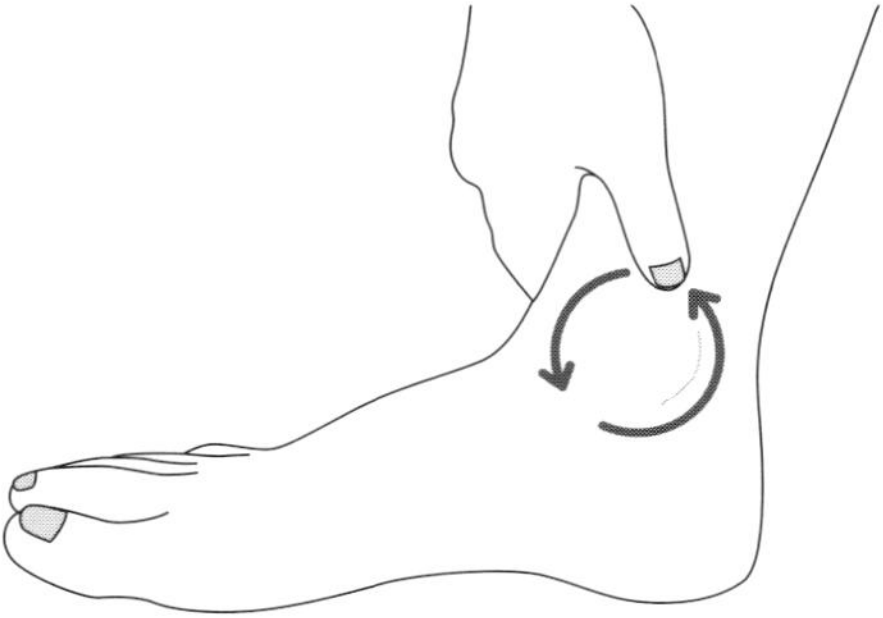

足指のマッサージをひと通り終えたら、続いて足の内側、くるぶしの関節まわりをマッサージ。手の親指を使って、くるぶし下部から４周させる（右足の場合は反時計回り、左足なら時計回りに）。くるぶしの縁に沿って、親指をぐるりと滑らせるように。

骨のまわりをしっかりと、くるぶしを浮き上がらせるようにマッサージ。くるぶしの関節まわりに滞っていたリンパの流れが促進されます。

2

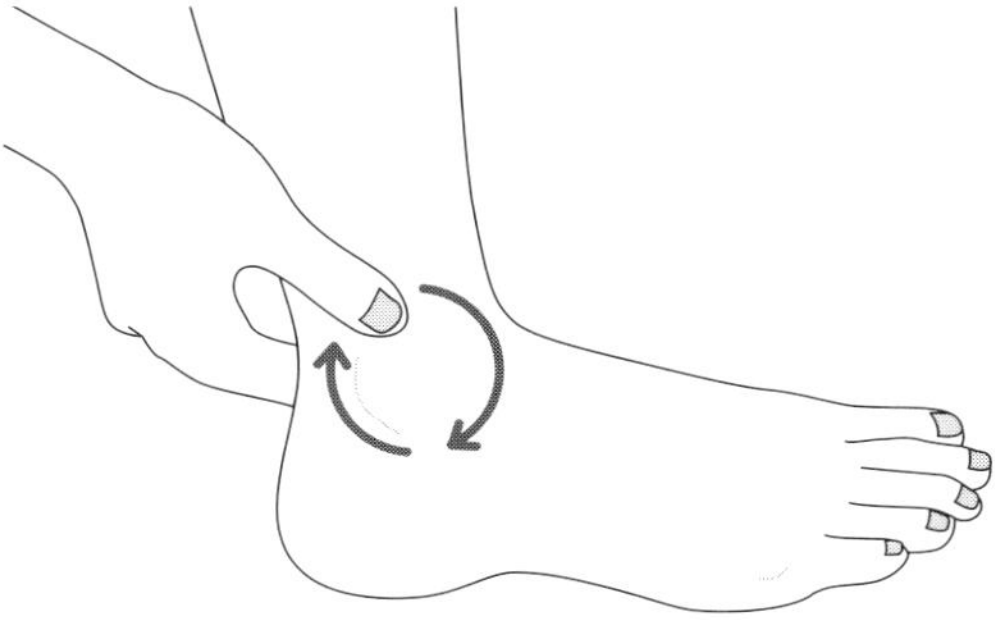

次に、同じ足の外側のくるぶしまわりをマッサージする。同様に親指で、くるぶし下部から4周（右足なら時計回り、左足なら反時計回り）。片足のくるぶしが終わったら、同様に反対の足のくるぶしも内→外の順に4周マッサージする。

ひざマッサージ

脚のむくみがすぐとれる！

1

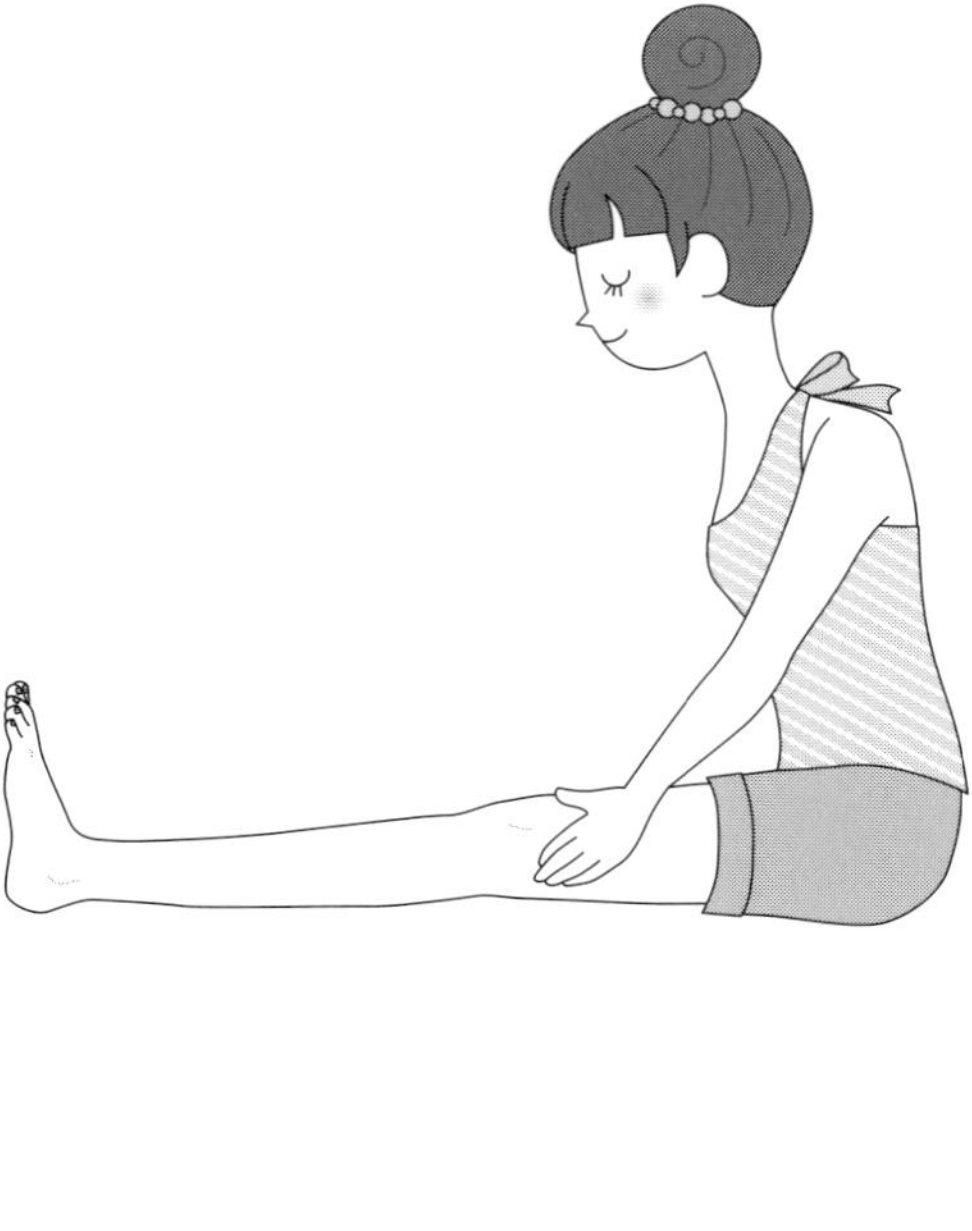

指マッサージ→くるぶしマッサージが終わったら、次はひざ。まず、両脚を伸ばして座る。

2

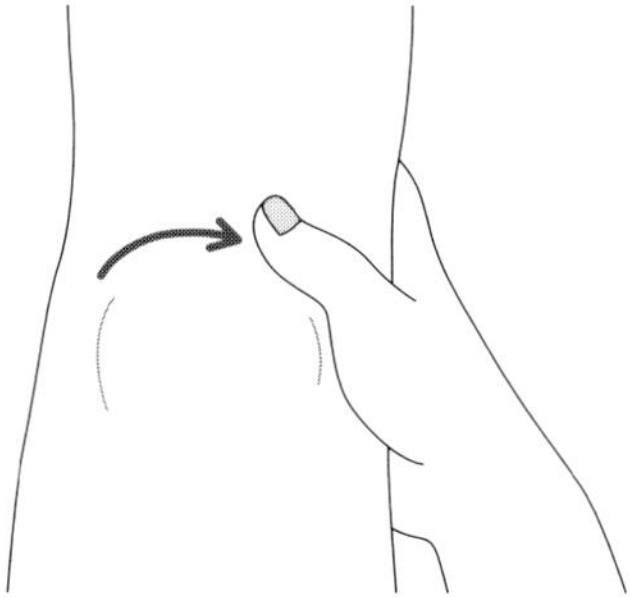

ひざの関節の下側から始める。右手の親指で、ひざのお皿の下を左から右へ、滑らせるように。

3

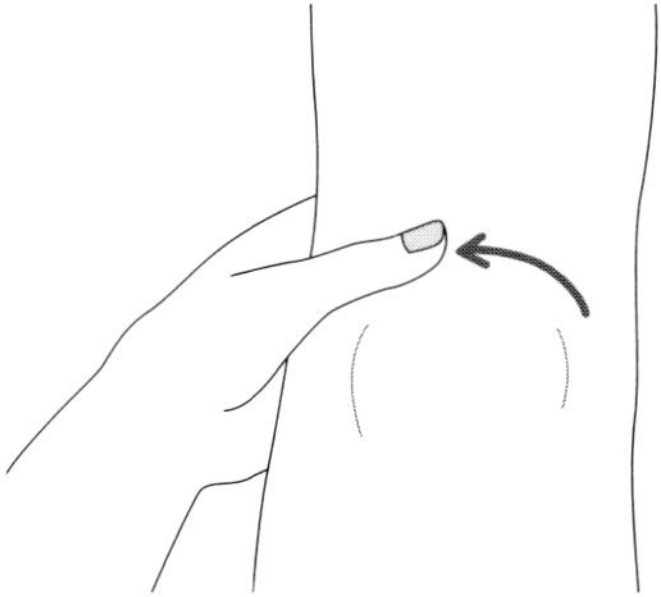

次に、左手の親指で、同じところを右から左へ、滑らせるように。2→3を繰り返し合計4回マッサージ。

4

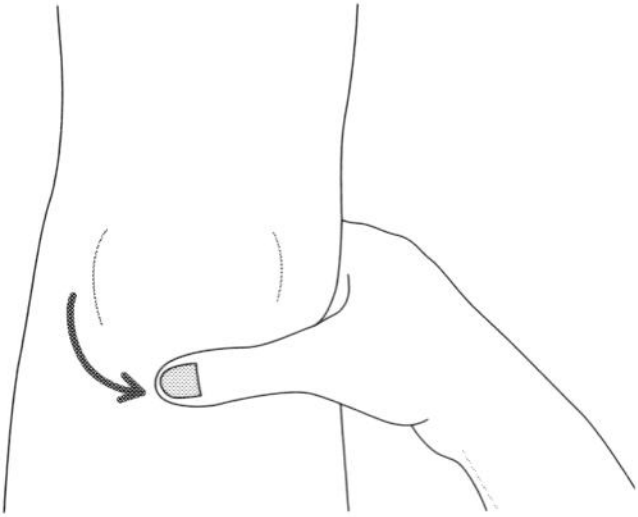

今度は、ひざのお皿の上をマッサージ。右手の親指で左から右へ滑らせるように。

5

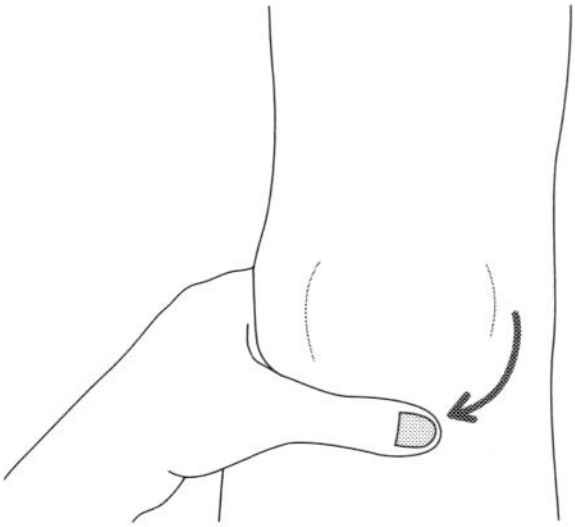

左手の親指で、右から左へ滑らせるように。4→5と指を替えて合計4回マッサージ。

ひざの周辺はとくにリンパが流れにくい場所。ひざの関節まわりに加え、ひざの裏もまんべんなくマッサージすることで、リンパの流れがスムーズになり、脚のむくみもとれます。

6

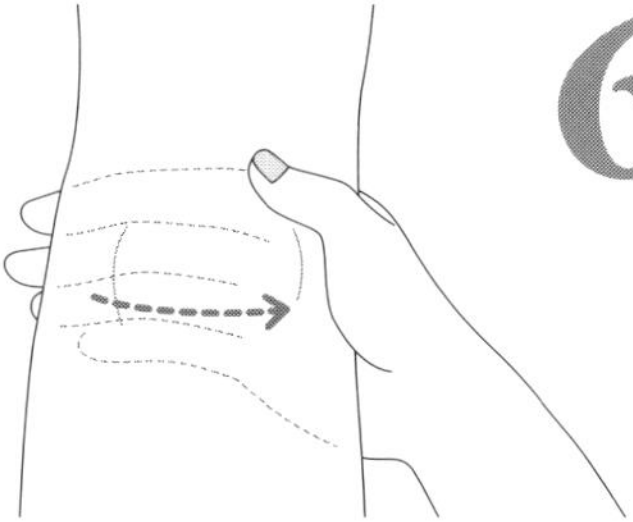

ひざの表側が終わったら、今度はひざの裏。右手の親指以外の４本の指をひざ裏におき、そのまま左から右へ引くようにマッサージ。

7

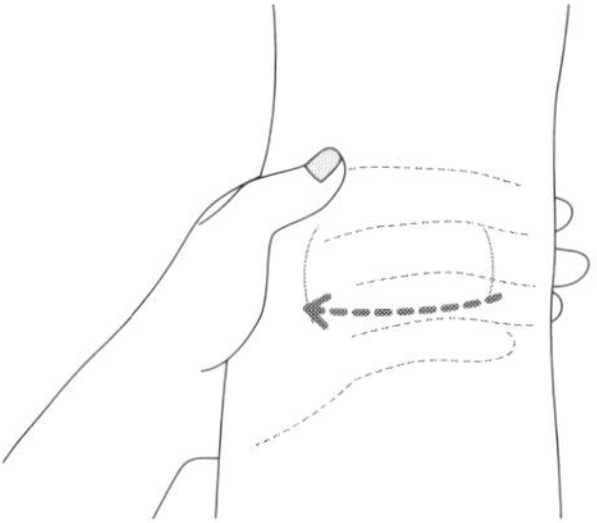

左手の親指以外の４本の指で、右から左へマッサージ。６→７を繰り返し合計４回。以上で片方のひざマッサージが終了。続けて、同様に反対側のひざも、お皿の下→お皿の上→ひざの裏の順に行う。

股関節マッサージ

太もものハリがすぐとれる！

1

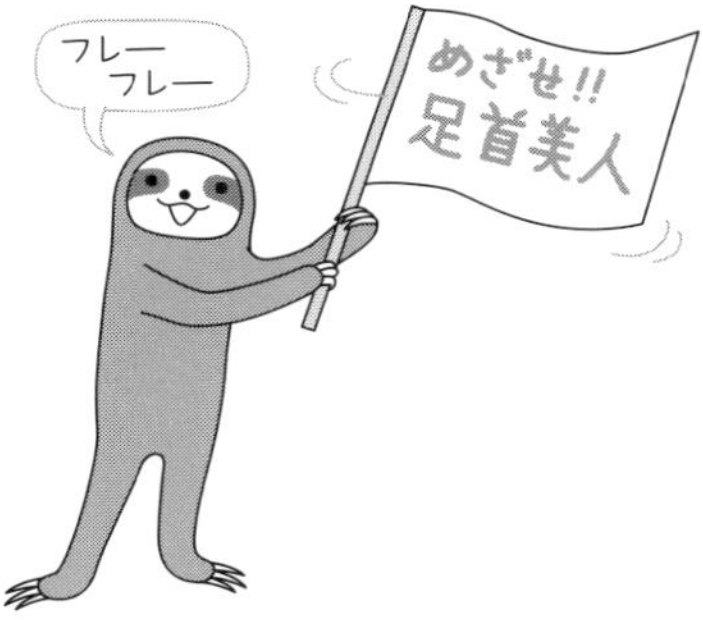

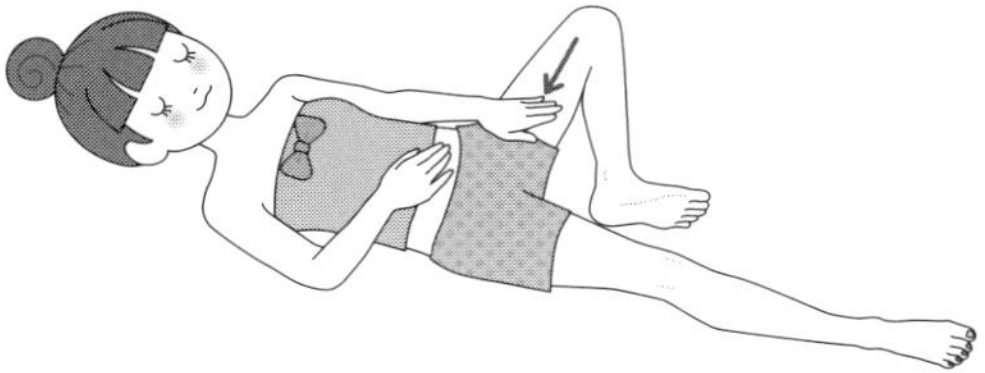

あお向けになり、片手をお腹におき、その反対側の脚を曲げてひざを外側に倒す。倒したひざと同じ側の手で、ひざの上部から脚の付け根に向かって、太ももの内側をなでるように８回マッサージする。

リンパが多く流れている太ももの内側から股関節にかけてもマッサージして、さらに流れを促進させましょう。あまり力を入れずに、なでるような感じで。太もものハリがとれて細くなる効果も。

2

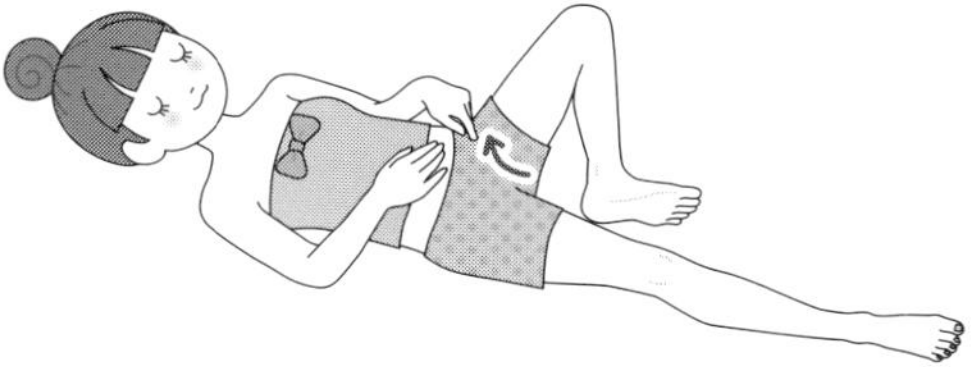

次に、脚の付け根に沿って、下から上になで上げる。これも８回行う。これで片脚のマッサージは終了。手・脚を替えて、反対側も同様に、太ももの内側→脚の付け根を各８回マッサージして完了。

「足首ほぐしヒーリングマッサージ」のおさらい

この章でご紹介したのは、足先から股関節までをほぐして、血液やリンパの流れをよくするマッサージです。

「足首ほぐし」と組み合わせれば、その効果は大幅にアップ！　その理由をここでご説明します。

足先は、血液やリンパの折り返し地点です。動脈を通って流れてきた血液は、つま先まで来て、静脈を通って心臓に戻っていきます。だから、足先が硬くなると、体液の循環が悪くなってしまうのです。循環をよくする第一歩として、まずはここの流れをよくします。

次に行うくるぶしも、リンパや血液が滞《とどこお》りやすいところ。リンパや血液が滞ると代謝が悪くなって脂肪がつくだけでなく、セルライトもできやすくなります。

あまり知られていませんが、じつは足首にもセルライトはできるんです。いったんセルライトができると、そのセルライトがさらに血液の流れを邪魔するので、足首はもっと太くなっていきます。

ムダな靭帯で足首が硬くなったうえに、脂肪やセルライトが増えていくのです。だから「足首ほぐし」とマッサージで血液やリンパの流れを促して、セルライトを減らしていくことが重要です。

続いてはひざ、そして股関節へのマッサージ。

ひざは表側も裏側も、リンパの流れが悪くなりやすいので、関節まわりだけでなく、ひざの裏も忘れずにマッサージします。

股関節は、脚よりも筋肉が複雑になっているうえに、上半身の重みがかかりやすいので、とくに硬くなりがちな部分です。リンパ節も多く集まっているため、硬くなるとからだ全体に悪い影響が出てくるのです。

でも、ここでお教えしたマッサージを足先から順番に行えば、リンパや血液がちゃんと流れるようになります。むくみや冷え性で悩んでいる人にも、とっても効果的ですよ！

Chapter 6

いつでも、どこでも、すぐできる！

「足首美人」になる毎日の習慣

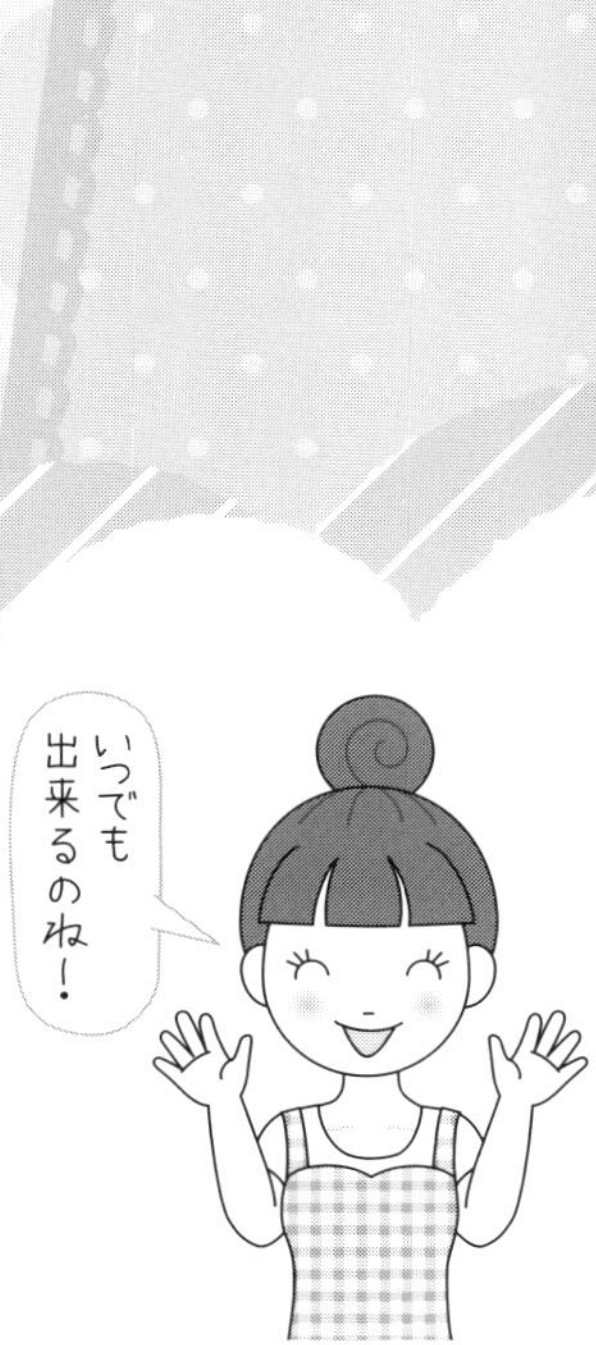

座りながら、立ちながら、歩きながら…
"ながら体操"でもっと足首美人になる!

この章では足首美人になる習慣をご紹介します。

O脚やXO脚に悩んでいる人は、ふだんから意識して左右の足のかかとをピッタリつけるようにしてみてください。

とくにイスに座っているとき、かかと同士を意識してつけるようにすると、ふくらはぎの内側の硬くなった筋肉がやわらかく伸びるようになります。ひざ下の脛骨《けいこつ》と腓骨《ひこつ》のズレも修正されて、脚の歪みがとれていくのです。

また、ふだんの生活で足首を歪ませないために、なるべく足首を意識して動かしましょう。

デスクワークの合間や、自宅でテレビを観ているとき、電車の中など、足首を意識して動かせるチャンスはたくさんあります。ただ座っているだけではもったいないですよ。

最初のうちは、動きがぎこちなくても、慣れてくるので大丈夫。足首はもちろん、つま先まで神経が行き届くようになるのです。本当に上品な人は、手足の先まで神経が行き届いているもの。

どんなにキレイな服を着てばっちりメイクをしていても、足先がだらしないと、全体的にだらしなく見えてしまいます。みなさんはぜひ、足の先まで美しい、本当の美人になってください。

美しいのに疲れない

足首美人の座り方

イスに座っているとき、両方のかかとの内側をぴったりとつけるように意識する。ときどき、かかとをそろえたまま上げると、さらに◎。足への刺激になって、足首から足先まで、神経の伝達がスムーズになる。

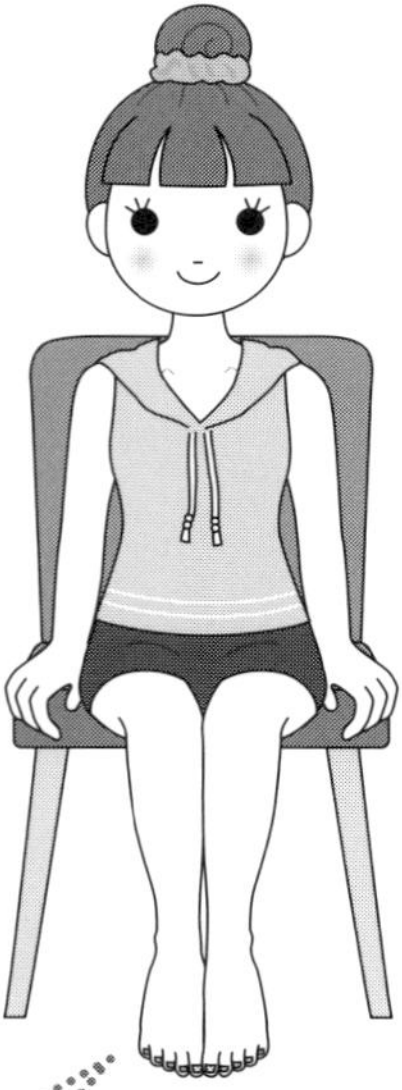

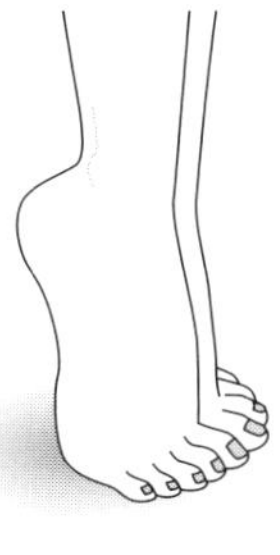

指を床に押しつけるようにして、かかとをそろえて上げる。

足全体が刺激されて、足の指、かかと、くるぶしの関節が柔軟になり、ふくらはぎの内側の硬くなった筋肉もやわらかくなります。

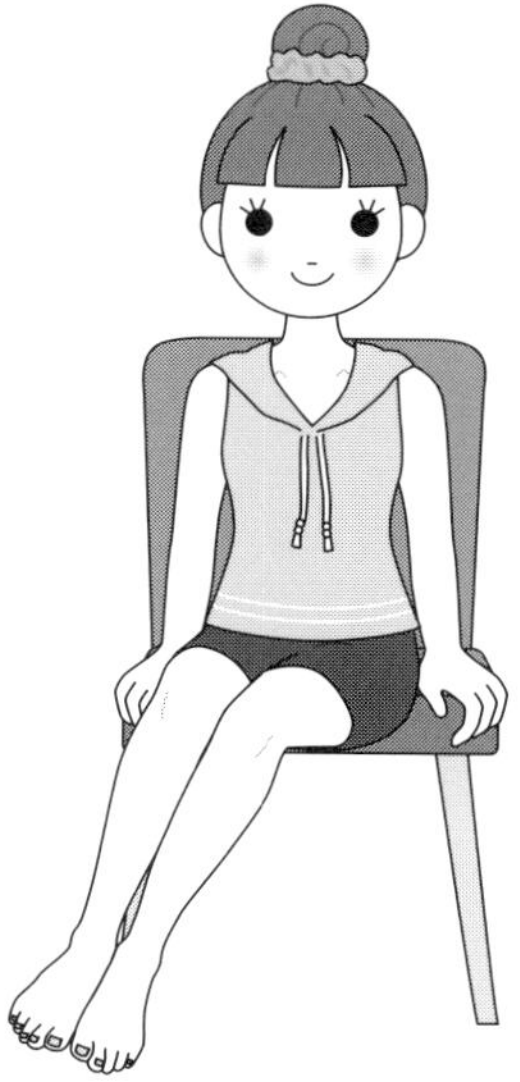

人前でイスに座るときは、かかとをそろえて、ひざ下を斜めにすると、脚が長くキレイに見える。とくに写真に映るときには、ローヒールを履いている場合でも、かかとをそろえて上げると足首が細く美しく見える。

イスに座って「くるぶし体操」1

1

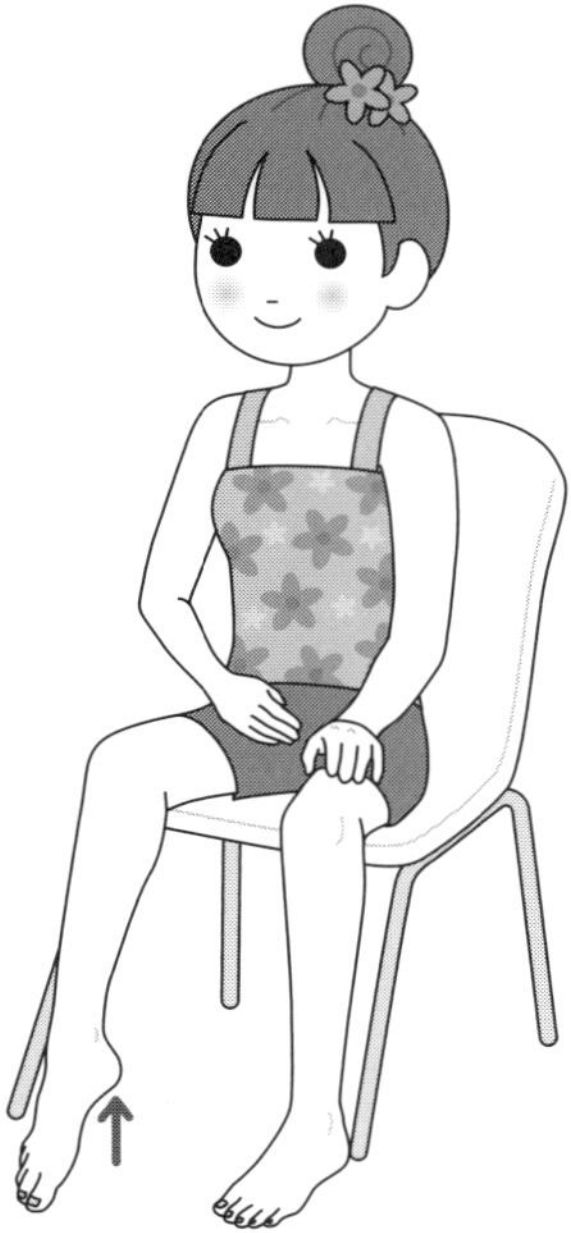

背すじを伸ばしてイスに浅く座る。足の裏を床にぴったりつけて、つま先を少し外側に向ける。次にひざを上げて、かかとを床から離す。このとき、つま先は丸めるようにして床につける。

デスクワークの最中でもできる、足首エクササイズ。足首と足の指の筋肉を柔軟にさせます。回数は決まっていないので、できるだけやってみて。

2

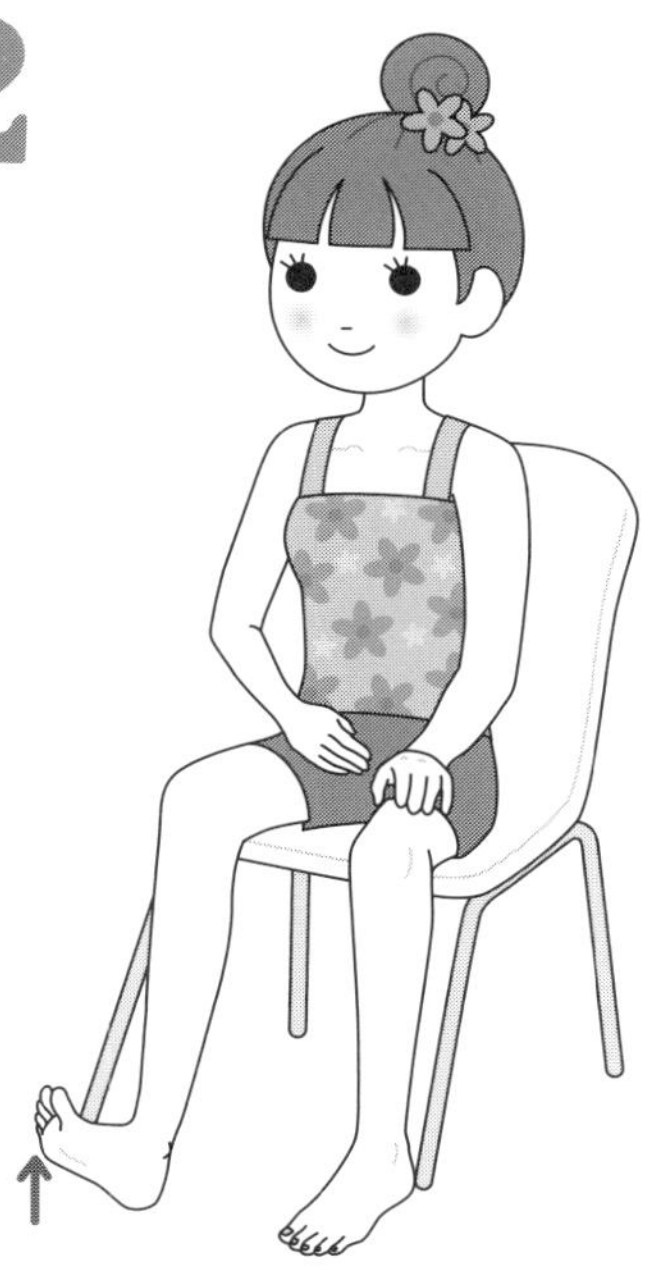

今度は、つま先を上げて、かかとを立てる。以下、同じように、つま先→かかと→つま先→かかと……と繰り返し床につける。

イスに座って「くるぶし体操」2

1

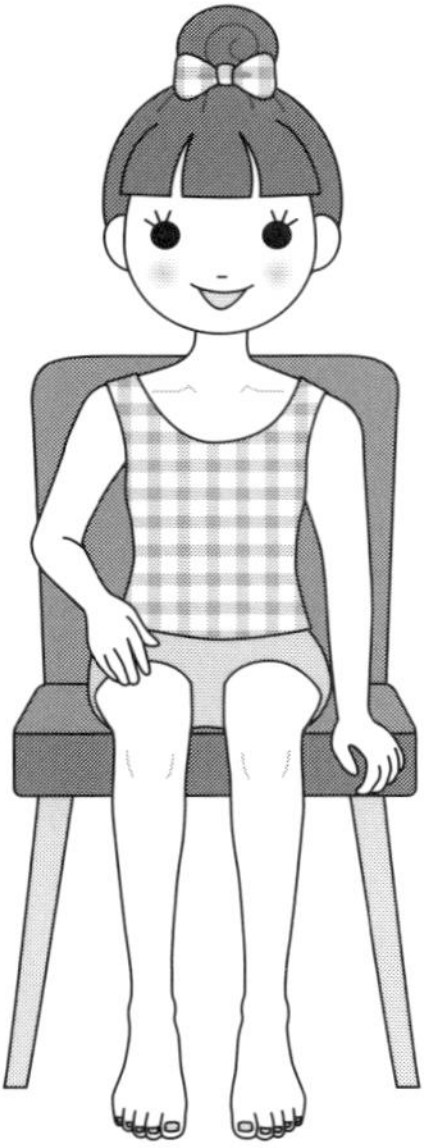

背すじを伸ばしてイスに浅く座る。両足をまっすぐにそろえてから、足の間を拳1個分くらい開く。

くるぶしの外側の関節を左右にゆるめて、まわりの筋肉をしなやかにさせる「足首ストレッチ」。歩くときに外股になってしまうクセが修正できます。

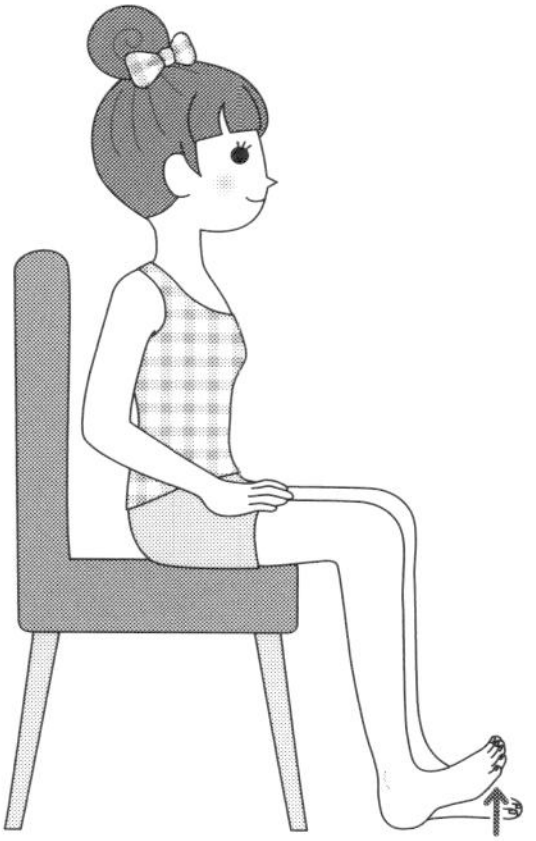

2

かかとを床につけたまま、右足のつま先を床からふわっと上げる。

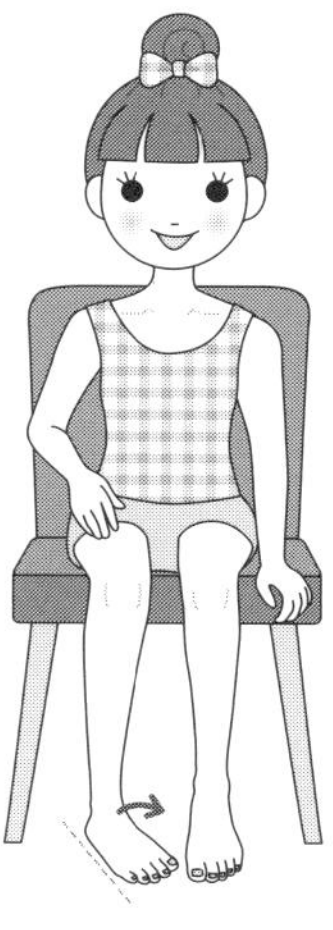

3

つま先を上げたまま、30度内側に向け、そのままつま先を床にぴったりと付ける。**1**の姿勢に戻し、左足も同様に行う。

かかとクルクル

足首をやわらかくして、脚全体の余分なセルライトを解消します。かかとを床から離さないで、円を描くようにするのがポイント。

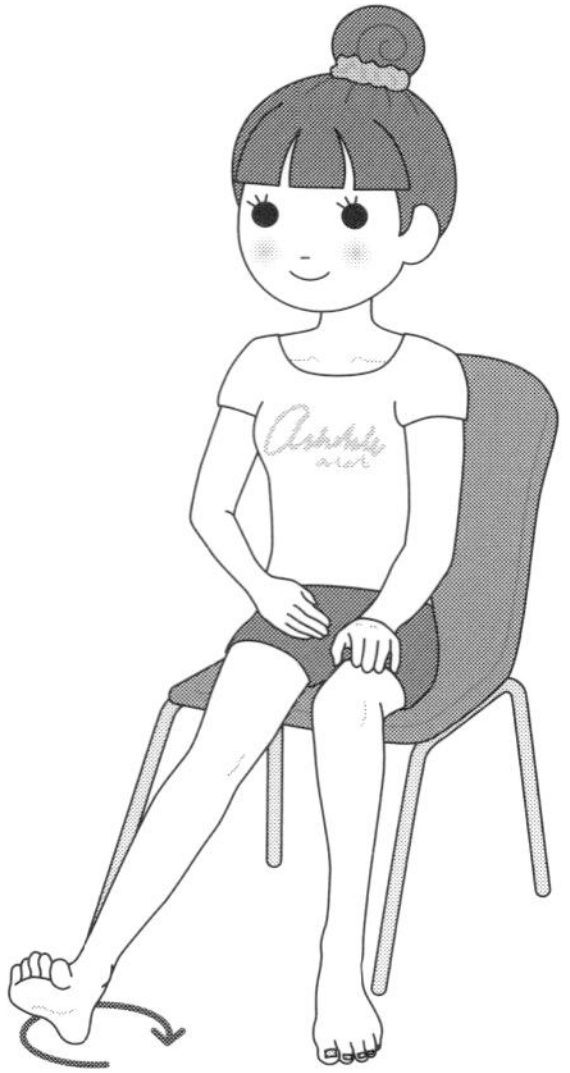

背すじを伸ばしてイスに浅く座る。まず、両足をまっすぐにそろえてから、片脚を前に伸ばす。手はラクな位置でＯＫ。次に、かかとを床につけたまま、つま先を上げる。そのまま、かかとで円を描くように、足首をぐるりと動かす。右足は時計回り、左足は反時計回りに動かし、左右交互に行う。回数は決まっていないので、できる限りやってみて。

カンタン！
イス体操④

つま先クルクル

こちらも足首をやわらかくする体操。つま先を床から離さないでキレイな円を描けるようになることが、足首がやわらかくなった目安です。

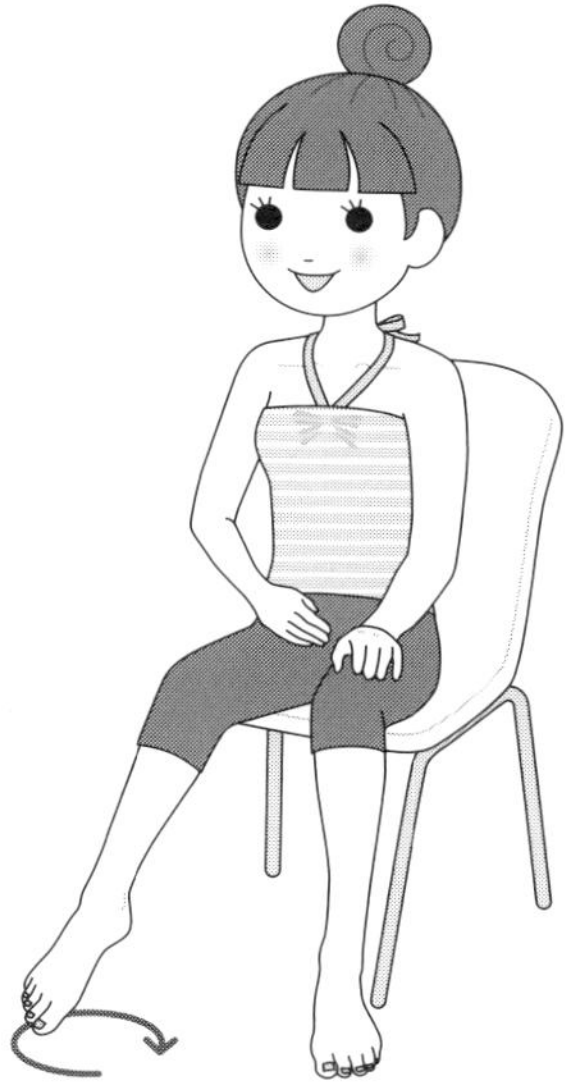

背すじを伸ばしてイスに浅く座る。まず、両足をまっすぐにそろえてから、片脚を前に伸ばす。手はラクな位置でＯＫ。次に、つま先を床につけたまま、かかとを上げる。そのまま、つま先で円を描くように、足首をぐるりと動かす。右足は時計回り、左足は反時計回りに動かし、左右交互に行う。回数は決まっていないので、できる限りでＯＫ。

足首がまがらない 正座のしかた

○ 正しい正座のしかた

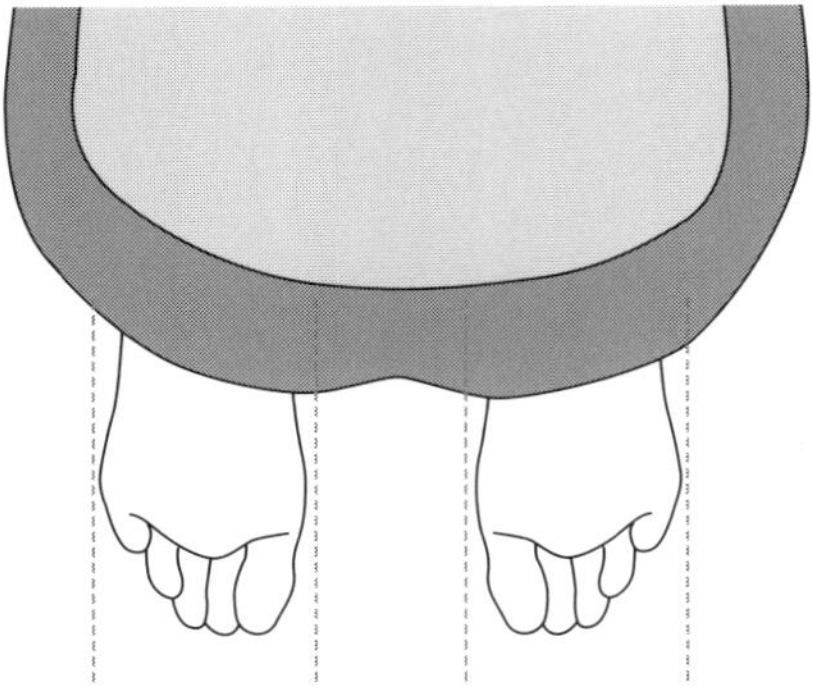

正座をしたとき、両足を平行にまっすぐにする。こうすると、足首が湾曲せずに足首の歪みを防げる。また、なるべくひざの裏に力を入れるように意識すると、太ももの力が抜けるので、長時間正座ができるようになる。

正座をするときも、足首美人になるコツを取り入れましょう。ほんの少し意識することで、どんどん足首がしなやかに、やわらかくなっていきます。

✕ ペタンコ座り

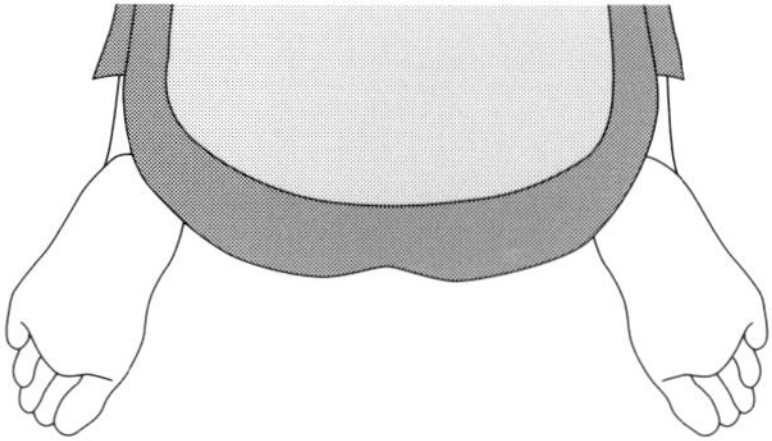

お尻の両脇に脚を出してペタンと座るいわゆる「女のコ座り」はＮＧ。足首が外側に歪んで、ひざや股関節にも悪影響を与える。

✕ 足を重ねる

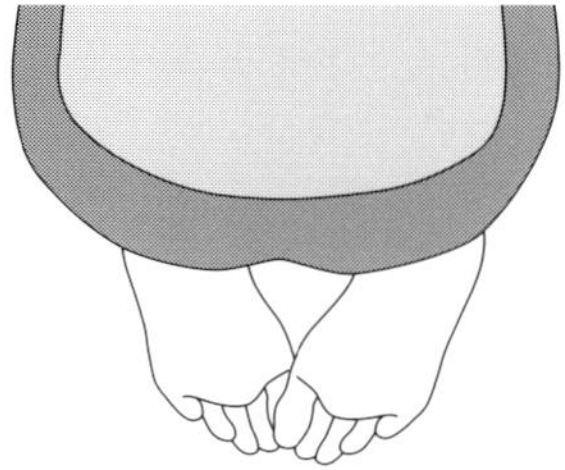

両足を重ねるのもＮＧ。足首が歪んでいる人は、つい重ねたくなるので気をつけて。足首が歪んだ状態で、さらに体重が乗ってしまうから、ますます歪んでしまう。骨盤も歪んでしまうので要注意。

美しい
歩き方になる
体操①

つま先歩き

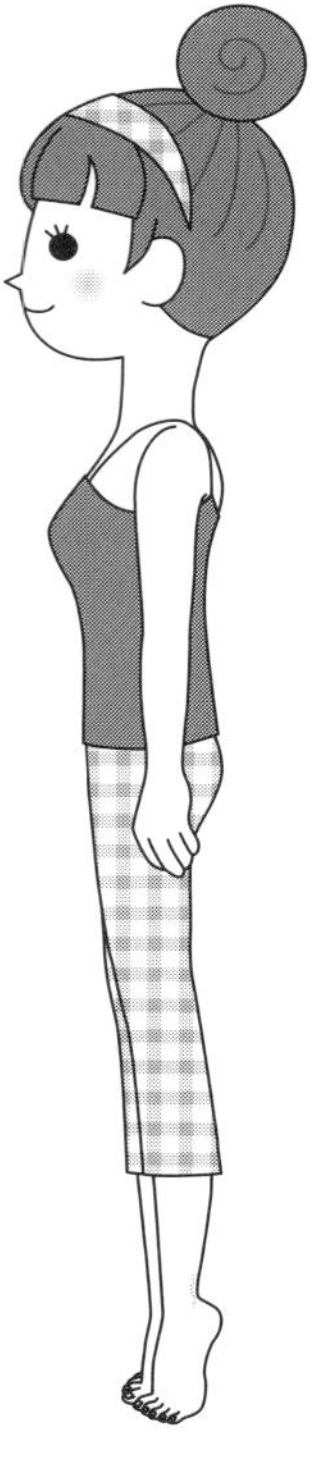

まず、まっすぐ前を向いて立ち、背すじを伸ばす。次に、両足のかかとを上げて、つま先で立つ。このとき、足の親指以外の４本の指を意識して立つようにすることで、太ももに余分な力が入らない。

「つま先歩き」は、脛骨と腓骨のズレを解消させるエクササイズです。太ももに力が入らないように行うのがコツ。

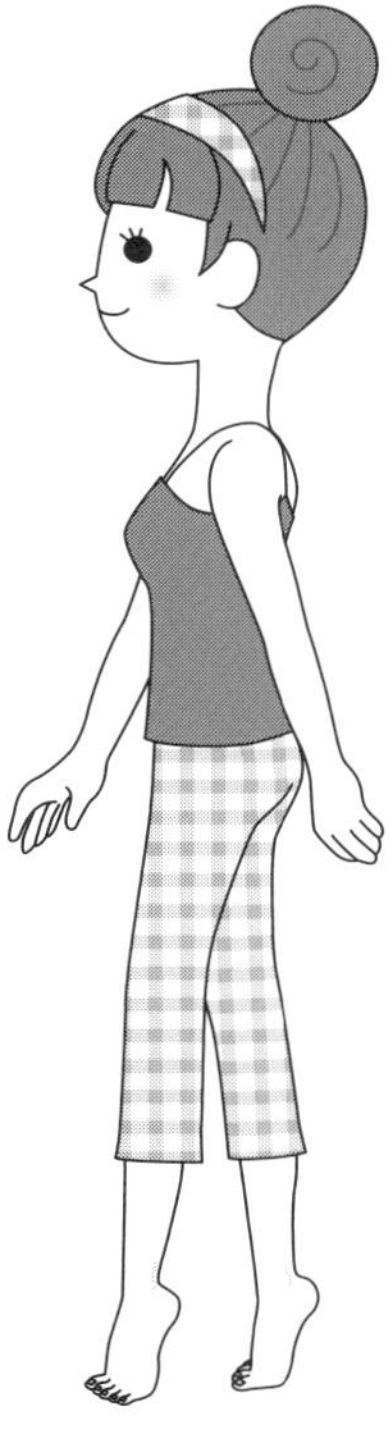

うしろ足に体重を7割残しながら、ひざの裏を伸ばし、指で床を蹴るようにして30歩を目安に歩く。もっと歩けるスペースがあったら、歩数を増やしてもOK。慣れてきたたら、うしろにも30歩を目安に歩いてみて。

その場歩き

足首の歪みを整えてキレイな歩き方をつくるエクササイズ。外股や内股などからだによくない歩き方を修正します。

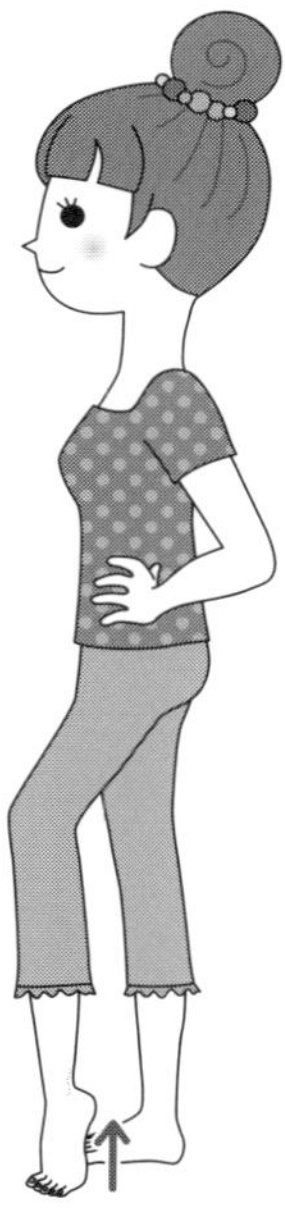

まず、まっすぐ前を向いて立ち、背すじを伸ばして、両足をまっすぐそろえる。手は腰におく。次に、片足のかかとを上げる。親指以外の４本の指を意識してしっかり床につけたら、元に戻す。続いて、反対の足のかかとを上げる。左右交互に 10 回を目安に行う。ひざ頭を正面に向けて、腰も左右にブレないように注意すること。

グー・チョキ・パー体操

足の指をやわらかくする！

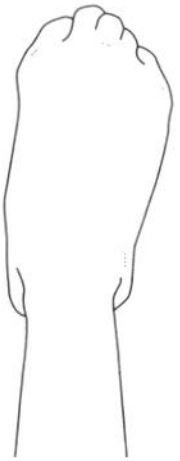

グー

最初に、左右どちらか片方のつま先を丸めて「グー」をつくる。

チョキ

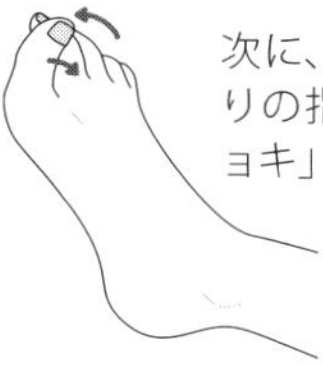

次に、親指を上に、残りの指は下にして「チョキ」をつくる。

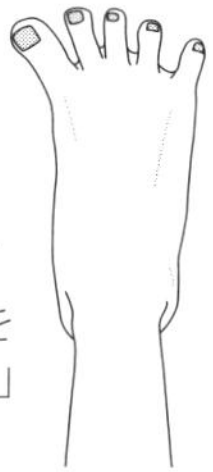

パー

今度は、足の指の間をなるべく開いて「パー」をつくる。

逆チョキ

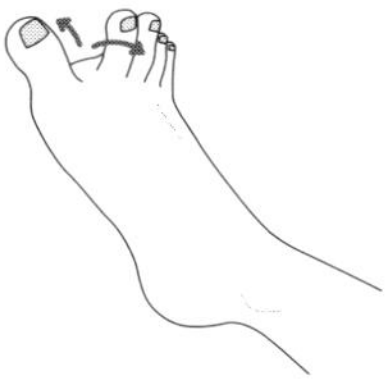

最後に、親指を下に、残りの指を上にして「逆チョキ」をつくる。指がつりそうになっても大丈夫。片足をやり終えたら、反対の足も同様に、グー→チョキ→パー→逆チョキをつくる。左右交互に2セット行う。

41ページの「足首チェック」でチョキと逆チョキができなかった人に、とくにおすすめ。足首と足の指をしなやかにほぐします。テレビを見ながらもOK。

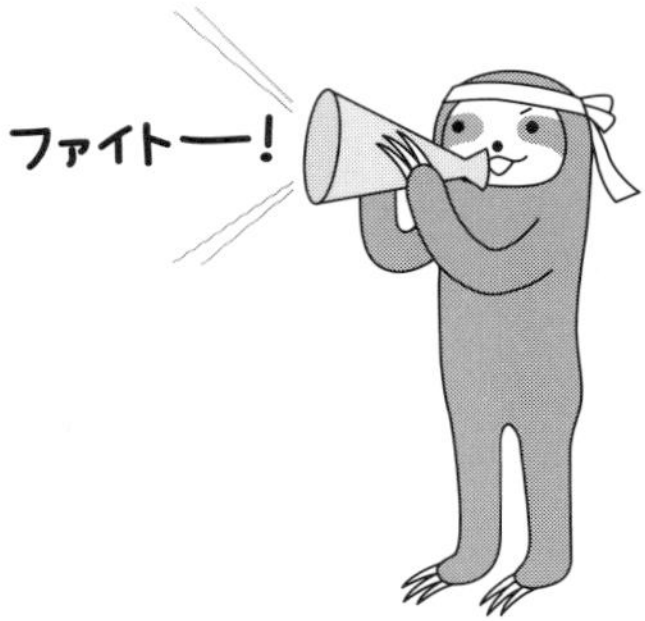
ファイトー!

Chapter 7

足首3cm減！ウエスト11cm減！
太もも9cm減！……驚きの成果
「足首ほぐし」を体験したみなさんから
うれしいコメントをいただきました！

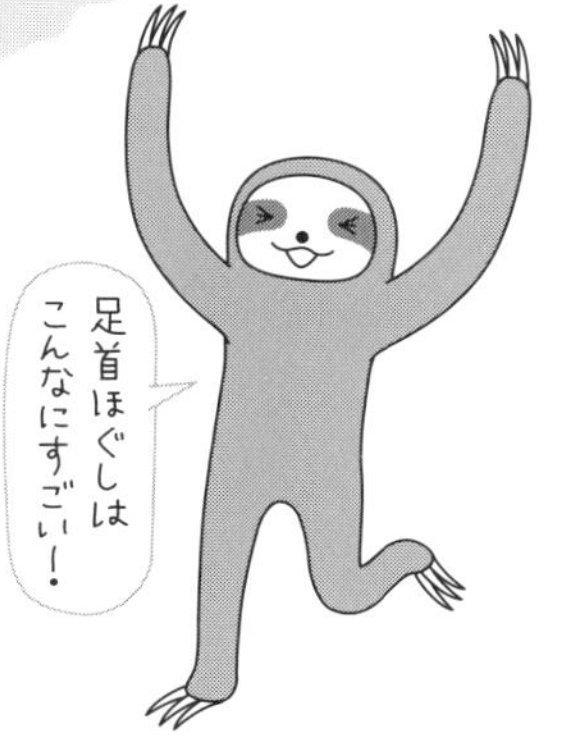

猫背、XO脚がなおって、ものすごく自信がつきました！

とにかくウエストを細くしたかったんです。くびれなんか全然なくて、バストよりお腹が前に出てて。身長は170cmで高めなのに、体型に自信が持てないから、目立たないように姿勢も猫背になってました。でも南先生は「自信を持って！」とはげましてくれたんです！

毎日、寝る前に「足首ほぐし」をやったら、2カ月でウエストが7cm細くなりました！　それだけじゃなく、太ももが3・5cm、足首が3cm減ったんです！

XO脚だった脚も3カ月でまっすぐになり、顔も小さくなりました。姿勢もよくなって、すごく自信がつきました。「足首ほぐし」ってスゴイです！

山田あきこさん（仮名・30歳・会社員）

長年の夢「下半身ヤセ」を実現！「ママがヤセた！」と息子も大喜び

うちは8人家族なので家庭と仕事の両立が大変。おしゃれはできないし、体型を気にしてる余裕も全然なくて、いつの間にか下半身がすごく太っちゃってたんです。南先生の指導を受けたときは、下半身のむくみがひどく、足の指もほとんど動きませんでした。でも「足首ほぐし」を続けたら1カ月でからだが軽くなってきたんです。3カ月後には、ウエストが10・5cm、太ももが3cmも減りました。

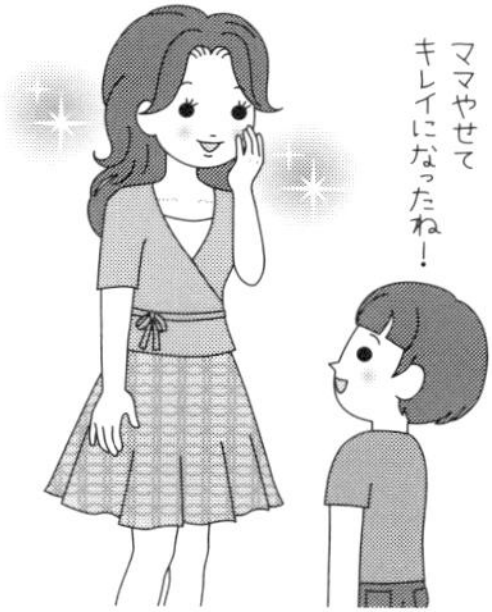

今までウォーキングや水泳、ジムなど、何をやってもダメだったのに、本当に感激です。息子たちも「ママがヤセた！」とうれしそう。何より、夫が喜んでくれました！　肌も白くキレイになって、おしゃれを楽しめるようになりました。

萩原ゆうこさん（仮名・36歳・公務員）

ウエスト11cm減、太もも9cm減で夫との関係がとても円満に！

7年前に椎間板ヘルニアの手術をしました。リハビリを4年間続けて治ったのですが、リハビリ中のストレスからでしょうか、50kgだった体重が65・5kgに増えてしまい、主人との関係もギクシャクするようになってしまったのです。

このままではダメになると思い、南先生をお訪ねしました。先生からは「足首ほぐし」を教えていただきまして、これを自宅で毎日続けましたら、4カ月で体重が4・5kgも減って、ウエストは約11cm、太ももも約9cm、足首も約2cm細くなったのです。体調もよく、毎日がさわやかにすごせるようになりました。おかげさまで、あんなに悩んでいた主人との関係もとても円満になりました。

木本みつえさん（仮名・58歳・主婦）

食べすぎてもお腹まわり・体重が変わらないのがうれしいです！

私はおしゃれが好きでからだにも気を遣っています。でもウエストと足首の太さがどうしても気に入らなかったんです。

でも、南先生から「足首ほぐし」を教えてもらって自宅で毎日やったら、3カ月でウエストが8・5cm減ったのです！　足首も見た目ではっきりわかるくらいキュッと細くなれて、とてもうれしいです。

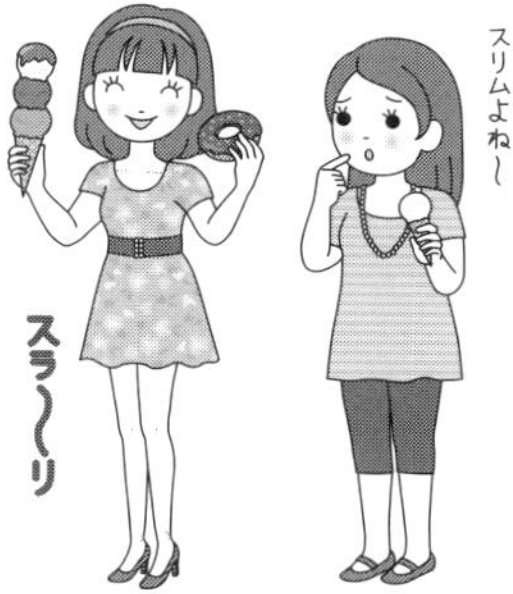

私は仕事の付き合いで外食が多くて、外で食べた次の日は、太るのが怖くて食事を少なくしてました。でも「足首ほぐし」を始めてからは、腸の働きがよくなったみたいで、食べ過ぎてもお腹が出ないし、体重も変わらないんです。太る心配がないので、安心して食べてます！

秋川ようこさん（仮名・24歳・SE）

大成功！

あなたも「足首ほぐし」で
メリハリボディ、モテ美人に！

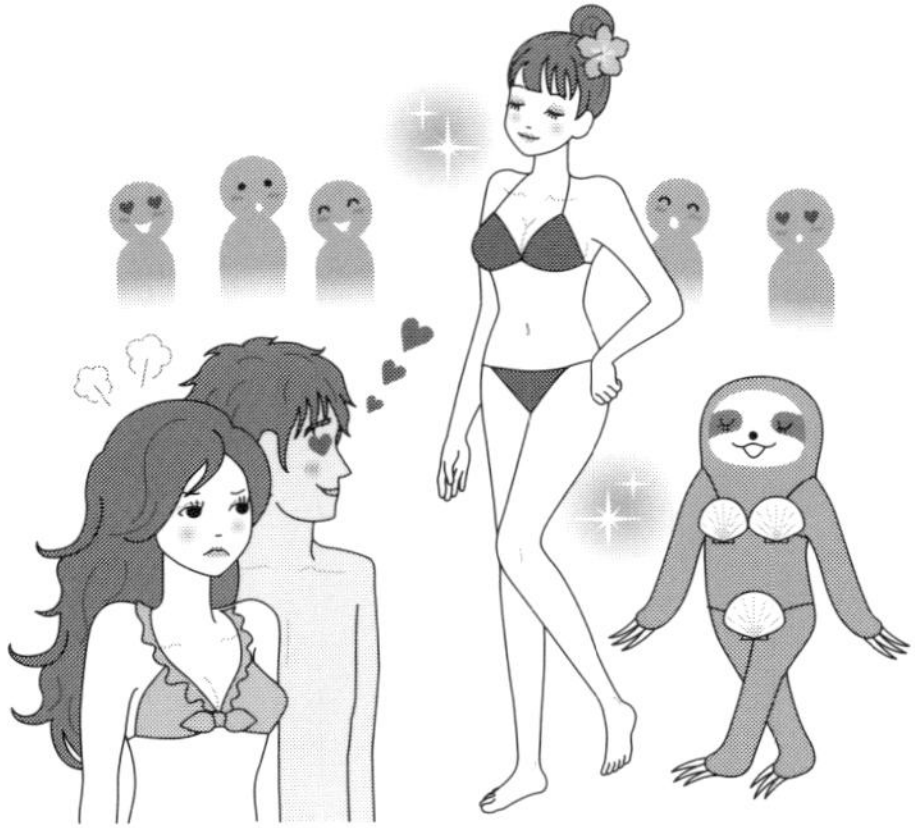

あとがき

『股関節ハッピー・ダイエット』シリーズ、『ひざ裏たたきダイエット』シリーズに続き、今回は「足首」の大切さについて、まとめさせていただく機会をいただきました。

この本を手にとってくださった読者のみなさまに、感謝を申し上げます。お読みくださいまして、ありがとうございます。

私が経営しているサロンでは、この本でご紹介したエクササイズのベースになっている「ボディバランス　ガイアメソッド」に基づいた施術を行っています。

ボディのバランスを整えて、スリムになるために重要なのは下半身、とくに脚です。

なぜなら、上半身の骨や筋肉、内臓や脳の重みまで、両脚ですべて支えられているからです。だから「ボディバランス　ガイアメソッド」でも、両脚に重点をおいているのです。

具体的には、足首の関節から、ひざの関節、そして股関節をやわらかくして、脚の骨や筋肉を正しい位置に誘導します。すると、足底、そして足首から続く縦筋がきちんと発達して、美しく疲れない健康なからだになれるのです。とくに足首をやわらかくすることが、スリムで健康なからだになる近道です。私はそれを、実際に多くのお客様に施術することを通して、証明してまいりました。

ところで最近、サロンにいらしたお客様が、うれしい報告をしてくださいました。その方のお母様が股関節の手術をしたあと、私の本を見て親子ふたりで一緒にエクササイズをしてくださったそうです。

すると、縮んでいたお母様の脚が伸びるようになり、ラクに動けるようになったとのこと。これからも私のエクササイズを続けたい、とおっしゃってくださいました。

足首、ひざ、そして股関節は、私たちの先祖が4足歩行から2足歩行に進化したときから、もっとも負担のかかる関節になってしまいました。

上半身の重みは股関節、ひざ関節、足首にかかり、とくに末端である足首の負担は、とても大きいのです。

そんな負担から足首を守るために、一度ボディバランスが崩れたからだは、硬い横筋や余分な脂肪、セルライトを包帯のように厚く巻き付けて、足首を補強しようとします。そして、どんどん足首は太くなっていくのです。

でも、今回ご紹介した「足首ほぐし」を行えば、「包帯」は必要ありません。厚い「包帯」がなくなれば、足首は細くやわらかくなり、血液やリンパの流れもよくなります。足首だけでなく、顔まで小さくなって、全身がスリムになるのです。

本書を読んでくださったみなさんが、そんな〝足首美人〟になってくだされば幸せです。

南 雅子

文庫版あとがき

『足首ほぐし2分ダイエット』を最後までお読みいただきましてありがとうございます。

私の新しいエクササイズを生みだす原動力は、たくさんの人と出逢い、その悩みに向き合うことです。その方の抱えている悩みを解消したり、理想的なボディを研究することで新しいエクササイズが生まれます。

それを実行して証明してくださる方々に巡り合えること、その出逢いのすばらしさは本当に有難く、人体の不思議を実感させてもらえる毎日を過ごさせていただいています。

カウンセリングでは、とりわけ足の悩みを抱えている方が、男女問わずにどんなに多いか実感させられます。

「扁平足を健康なアーチのある足にしたい」「脚の歪みを直してまっすぐな細い脚にしたい」「歩いても疲れない足にしたい」「静脈瘤やひざ痛を改善したい」「外反母趾やハンマートゥ足を改善したい」「ムクミでだるい脚をどうにかしたい」「太腿やふくらはぎのハリを取りたい」「足が冷たくて眠れない……」などなど。

そんな方々の悩みと向きあうなか、最近嬉しい報告がありました。

下半身太りを気にして来店された47歳の女性が、下半身の歪み、とくに骨盤や脚の歪み、足首、ふくらはぎのムクミをとって、上半身とバランスがとれるようになったころ、何をやっても良くならなかった足の踵がツルツルになり、しみじみ感謝していますと言ってくれたのです。

股関節まわりが整い、脚のO脚の歪みがとれて骨盤が細く整うと、足底まできれいになるというのは初めての経験でしたので驚きました。

足の底がきれいになるということは、顔の肌も美しく透明感が出てきますし、体もボディローションなしで過ごせるようになります。

それ以後、カウンセリングでは足の踵のひび割れやカサつきもチェック項目に入れました。

結果を出すためには、正しい方法を実行することが大切です。

私は若いころ、モデルウォーキングのレッスンを学び、頭に本を乗せ一直線歩きを学び実行していました。猫のような柔軟な関節の持ち主は別ですが、私の場合関節が硬かったので、一直線歩きで親指に力が入り、外反母趾になってしまいました。

体重が足にかかり歩くと靴の音がなり、靴底も傷み、足のカサつきも悩みの種でした。

毎日立っている時間が長く、タコやウオノメができ、太腿も太っていました。

スッと歩ける美しい女性になりたくて、まっすぐな道路の白線の上を歩くことが良い練習になると信じてよく練習していました。左右の足が歩くときぶつかって、靴のヒールの皮がむけたり靴の踵の外側が減り、結果的に靴があっという間にダメになるので、購入するときは2足ずつ買い求めていたものです。

間違った方法を信じて実行すると大変なことになるのです。

このようなさまざまな経験を経て、生まれつきだと思っていた体質や体型は変えられると自ら実感したのが、35歳のとき。

幼いころからしもやけになるほどの冷え性で全身肌はガサガサ、白い粉上の皮膚でサメ肌、生まれつきの体質だと諦めていました。しかし、体調を崩したことがきっかけで、全身のボディメイキングに取り組み、体のバランスを取り戻して体重43キロ、ウエスト58センチになったころ、体質がすっかり変ったのです。

今、若くても靴下を何枚も穿いたり、靴の中にカイロを入れたりして、冷えやムクミに悩む女性が増えています。そんな彼女らをみるとつい声をかけたくなります。

女性でも男性でもさっそうと歩く人の脚は歪んでいません。とくに足首が細く、しなやかに動く関節の持ち主は、歩き方も美しいものです。

そんな人は、ひざ下の2本の骨の末端である内くるぶし、外くるぶしの周りが細く、くっきりしていて埋もれていません。「足首を見れば美人がわかる」と昔から言われているのが納得いきます。美しい歌舞伎役者やおいらんの足首は美しく、私が惹かれるのも当然のことです。

年々、私の周りでも、足やひざ、股関節の不調に悩む人が増えています。

街を歩いていても、颯爽と歩く人と体調が悪そうに歩く人は、はっきり分かれる気がします。

一般的に太り過ぎると「歩きましょう」とすすめられますが、女性は歪みやすいので「足首」「ひざ」「股関節」「骨盤」「背骨」に原因がある場合は、より負荷がかかり逆効果になりかねません。

まず、どこでも簡単にできる体重をかけない「寝て」「座って」できる足首ほぐしで、不調の関節周りをほぐし、しなやかに伸びる筋肉づくりをしてから歩きましょう。
足首ほぐしで、足・脚の悩みから解放され、どこにでも出かけられる元気なからだをつくり、快適な毎日をお過ごしください。

整体エステ「GAIA」
南 雅子

2012年12月

本書は二〇〇九年に小社より『足首ほぐしダイエット』として
単行本で刊行されたものを改題・加筆修正したものです。

青春文庫

足首《あしくび》ほぐし 2分《ふん》ダイエット

2012年12月20日　第1刷

著　者　南《みなみ》　雅《まさ》子《こ》

発行者　小澤源太郎

責任編集　株式会社プライム涌光

発行所　株式会社青春出版社

〒162-0056　東京都新宿区若松町 12-1
電話 03-3203-2850（編集部）
03-3207-1916（営業部）
振替番号　00190-7-98602

印刷／大日本印刷
製本／ナショナル製本

ISBN 978-4-413-09560-0